老年人体育健身"一二一"

（第二版）

科学出版社

北京

上海市老年教育普及教材编写委员会

本书编写组

编　　著：刘　欣

合作机构

上海体育科学研究所

丛书策划

朱岳桢　杜道灿

前　言

　　根据上海市老年教育"十二五规划"提出的实施"个、十、百、千、万"发展计划中"编写100本老年教育教材,丰富老年学习资源,建设一批适合老年学习者需求的教材和课程"的要求,在上海市学习型社会建设与终身教育促进委员会办公室、上海市老年教育工作小组办公室和上海市教委终身教育处的指导下,由上海市老年教育教材研发中心会同有关老年教育单位和专家共同研发的"上海市老年教育普及教材",共100本正式出版了。

　　此次出版"上海市老年教育普及教材"的宗旨是编写一批能体现上海水平的、具有一定规范性、示范性的老年教材;建设一批可供老年学校选用的教学资源;完成一批满足老年人不同层次需求的、适合老年人学习的、为老年人服务的快乐学习读本。

　　"上海市老年教育普及教材"的定位主要是面向街(镇)及以下老年学校,适当兼顾市、区老年大学的教学需求,力求普及与提高相结合,以普及为主;通用性与专门化相兼顾,以通用性为主。编写市级普及教材主要用于改善街镇、居村委老年学校缺少适宜教材的实际状况。

　　"上海市老年教育普及教材"在内容和体例上尽力根据老年人学习的特点进行编排,在知识内容融炼的前提下,强调基础、实用、前沿;语言简明扼要、通俗易懂,使老年学员看得懂、学得会、用得上。教材分为三个大类:做身心健康的老年人;做幸福和谐的老年人;做时尚能干的老年人。每个大类包涵若干教材系列,如"老年人万一系列"、"中医与养生系列"、"孙辈亲子系列"、"老年人心灵手巧系列"、"老年人玩转信息技术系列"等。

"上海市老年教育普及教材"在表现形式上,充分利用现代信息技术和多媒体教学手段,倡导多元化教与学的方式,创新"纸质书、电子书、计算机网上课堂和无线终端移动课堂"四位一体的老年教育资源。在已经开通的"上海老年教育"App上,老年人可以免费下载所有教材的电子版,免费浏览所有多媒体课件;上海老年教育官方微信公众号"指尖上的老年学习"也已正式运营,并将在2015年年底推出"老年微学课堂",届时我们的老年朋友可以在微信上"看书"、"听书"、"学课件"。

"上海市老年教育普及教材"编写工作还处于起步阶段,希望各级老年学校、老年学员和广大读者提出宝贵意见。

上海市老年教育普及教材编写委员会
2015年6月

目 录

Mulu

第三章　日常体育健身　一二一

第一章 体育健身的基本要求"一二一"

　　体育健身有基本要求吗？在很多人看来这似乎是多此一问。我们平时跑步、游泳、打球等锻炼，好像没什么特别的要求。但其实很多运动伤害的发生，正是因为缺少必要的体育健身的基本知识造成的。为了您的健康，为了让您合理地进行体育锻炼，了解一些体育健身的基本知识是非常有必要的。

　　本章我们将为您介绍开始参与体育健身的基本要求"一二一"。分别是掌握一点基本知识、进行两项身体检查和制定一个健身目标。

 知识点汇总

　　➤ **知识点一：老年期的形态变化**

　　形态上的变化包括细胞变化、组织和器官变化以及整体外观变化。

　　细胞的变化是人体衰老的基础，主要表现为细胞数的逐步减少。组织和器官变化主要指组织和器官发生萎缩，重量减轻。

　　➤ **知识点二：老年人生理功能的变化**

　　老年人生理功能的变化具体包括神经系统、心血管系统、呼吸系统、消化系统、运动系统和内分泌系统的变化。

> **知识点三：体育健身的主要方法**

主要介绍了四种方法，分别是有氧运动、抗阻训练、柔韧拉伸练习和神经肌肉锻炼。

> **知识点四：有氧运动应注意的问题**

掌握有氧运动的要领和尺度；提高有氧代谢能力训练的原则；老年人的运动方式应多样化；老年人应学会识别过度运动的症状，避免意外伤害的发生；老年人如果体能低或适应能力较慢，运动尽量缓慢，最好延长准备活动的时间。

> **知识点五：抗阻训练应注意的问题**

抗阻训练的频率一般为一周三次，不可过度；抗阻练习前要注意做好热身活动，遵守循序渐进原则；有慢性病的老人应在医务监督下练习；抗阻训练的强度和训练量要适中，太少达不到效果，过度则容易造成劳损。

> **知识点六：柔韧性拉伸练习应注意的问题**

循序渐进，牵拉肌肉不要过分用力，以被牵拉肌肉、韧带有轻微不适感即可；遵循主动性练习与被动性练习相结合、动力性练习与静力性练习相结合的原则；伸展肌肉韧带时不要屏住呼吸，动作要缓慢，可采用伸展——放松——再伸展的方法。

> **知识点七：神经肌肉锻炼应注意的问题**

遵循循序渐进的原则；多种运动项目交叉配合进行。

> **知识点八：体育锻炼的原则**

针对性原则、超负荷原则和渐进性原则。

> **知识点九：身体检查的内容和周期**

身体检查的周期：35~65岁，每5年至少检查一次；65岁以上，每

2年至少检查一次,体质测定每年进行一次。

 掌握一点基本知识

> 65岁的王阿姨最近膝关节疼痛,经检查发现是磨损性损伤。医生问她最近是否有剧烈运动。王阿姨说前些日子每天爬楼梯做有氧运动。医生特别提醒王阿姨,用爬楼梯法锻炼身体,要掌握分寸和方法。特别是老年人,应该根据自身的身体素质,在掌握体育健身的基本知识的基础上,循序渐进地进行体育锻炼。

那么,老年人健身应该掌握哪些基本知识呢?

➢ 老年人的生理特征

老年期的典型特征就是"老",即老化、衰老的意思,而人的老化首先就是从生理方面开始的,这种生理特征的变化不仅体现在老年人的外观形态上,还反映在人体内部的细胞、组织和器官以及身体各功能系统的变化上。

老年期的形态变化

老年人的形态变化具体包括细胞变化、组织和器官变化以及整体外观变化。

◇ 细胞的变化:人体衰老的基础,主要表现为细胞数的逐步减少。

◇ 组织和器官变化:指组织和器官发生萎缩,重量减轻。

◇ 整体外观变化:肌肉松弛、牙齿松动脱落、

> 这些变化的个体差异很大,它与一个人的健康状况、生活方式、营养条件、精神状态和意外事件等因素都有密切关系。

语言缓慢、耳聋眼花、手指哆嗦、运动障碍。

生理功能的变化

老年人生理功能的变化具体包括神经系统、心血管系统、呼吸系统、消化系统、运动系统和内分泌系统的变化。

神经系统

包括大脑和神经的功能变化。

进入老年期后，人的大脑逐渐萎缩，脑重量减轻，脑细胞数相应减少20%~50%。老年人易患脑动脉硬化，其血流量可减少近1/5。

老年人神经传导功能下降，对刺激的反应时间延长，大多数感觉减退、迟钝甚至消失。由于神经中枢机能衰退，老年人变得容易疲劳、睡眠欠佳、睡眠时间减少。由于脑功能失调而出现的智力衰退还易引发老年痴呆症。

> 这些改变标志着老年人的脑力劳动能力减弱，只能从事节律较慢的活动、负荷较轻的工作。

心血管系统

包括心脏和血管的功能变化。

✧ 心脏：随着老化进程，心肌逐渐萎缩，心脏变得肥厚硬化，弹性降低，这些变化使得心脏收缩能力减弱，不仅心跳频率减慢，心脏每次搏动输出的血量也会减少。心输出量随年龄增长而减少，到80岁时其功能减退约为青壮年的35%。心输出量降低，输送到各器官的血流量也就减少了，供血不足则会影响各器官功能的发挥。

✧ 血管：随着年龄增长，动脉弹性降低，动脉硬化逐渐加重，从而使机体主要器官——心、脑、肾的血管对该器官的供血不足，导致相应功能障碍。如果是冠状动脉粥样硬化，供给心肌的血液不足时，就会引发冠心病，其主要表现是心绞痛、心律失常或心肌梗死等。动脉硬化还会引发高血压。因此，在老年人群中，心血管系统最常见的疾病就是冠心病和高血压病。

呼吸系统

包括肺和参加呼吸运动的肌肉与骨骼的功能变化。

一方面,老年人的肺泡总数逐年减少,肺的柔软性和弹性减弱,膨胀和回缩能力降低。

另一方面,老年人出现骨质疏松,脊柱后凸,肋骨前突,胸腔形成筒状变形,加上呼吸肌力量的衰弱,限制了肺的呼吸运动,造成肺通气不畅,肺活量下降。

一般人到70岁时,肺活量可减少25%。老年人的呼吸功能明显退化,肺的通气和换气功能减弱,造成一定程度的缺氧或二氧化碳滞留现象,因而容易发生肺气肿和呼吸道并发症,如老年慢性支气管炎等。

消化系统

包括口腔和胃肠的功能变化。

◇ 牙齿:老年人齿龈萎缩,牙齿组织老化,容易松动脱落,造成咀嚼不完善,影响食物消化。

◇ 舌:舌肌发生萎缩、体积减小,舌的运动能力减弱,使食物咀嚼时难以搅拌均匀。

◇ 口腔:口腔内的唾液分泌减少,使牙齿对食物的咀嚼能力下降,碎食不全。

◇ 食管:由于食管退化,食物在食管内的蠕动幅度减低而使吞咽缓慢。

◇ 胃:消化酶分泌的减少,导致消化能力减弱,引起消化不良,老年人易患胃炎。据统计,60岁以上老年人约1/3有胃酸偏低或无胃酸。

◇ 小肠和结肠:肠道萎缩使其对食物的消化吸收功能减退、蠕动无力,可导致便秘发生。

运动系统

包括肌肉、骨骼和关节的功能变化。

随着年龄增大,肌肉弹性降低,收缩力减弱,肌肉变得松弛,容易疲劳,因而老年人耐力减退,难以坚持长时间的运动。骨骼中的有机物减少,无机盐增加,致使骨的弹性和韧性降低,因此骨质疏松在老人中也较多见,且易出现骨折。由于关节面上的软骨退化,还易出现骨质增生、关节炎等疾病。图1-1为不同年龄人的骨骼变化图。

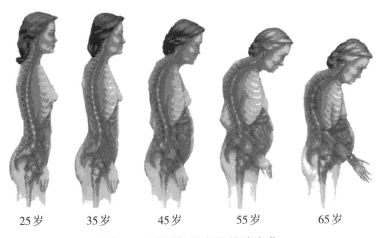

| 25岁 | 35岁 | 45岁 | 55岁 | 65岁 |

图1-1　不同年龄人的骨骼变化

内分泌系统

包括脑垂体、甲状腺、肾上腺、性腺和胰岛等内分泌组织的功能变化。

老年人内分泌器官的重量随年龄增加而减少。一般到高龄时,脑垂体的重量可减轻20%,供血也相应减少。

内分泌腺体发生组织结构的改变,尤其是肾上腺、甲状腺、性腺、胰岛等激素分泌减少,可引起不同程度的内分泌系统的紊乱。例如,胰岛素分泌的减少使老年人易患上糖尿病,性腺萎缩常导致老年人更年期综合征的出现。

> **体育锻炼的作用**

体育锻炼并不能阻止衰老过程,但能使人体机能调节到较高水平,减缓机能减退的速度,起到抗衰老的作用。经常参加体育锻炼,不仅可以增强身体机能,还可益寿延年。

对神经系统的作用

老年人坚持适当的体育锻炼,大脑皮质神经活动过程的强度、均衡性和灵活性均得到提高,反应的潜伏期缩短,各种分析器官(尤其是前庭分析器)的机能得到保持。

经常锻炼还可使老年人保持精力充沛、精明果断、动作迅速、准确有力,并有较高的工作效率。锻炼所致的轻度疲劳还能解除精神紧张和焦虑,有利于睡眠,这与神经系统的功能改善是分不开的。

对心血管系统的作用

运动可以降低血脂,使血液胆固醇及三酰甘油(甘油三酯)降低,心血管的脂肪沉着减少,故可减少心血管系统疾病(如动脉粥样硬化性心脏病)的发病率。同时运动有助于改善心肌代谢,从而提高心肌工作能力,增强心血管系统对体力负荷的适应能力,并提高其机能水平。

老年人进行体育锻炼可使血清胆固醇含量下降,增加血液中高密度脂蛋白的含量。现代医学业已证明,高密度脂蛋白有限制动脉平滑肌细胞对胆固醇的摄取和蓄积作用,并促进已经沉积在动脉平滑肌细胞内的胆固醇转运出动脉壁,从而使心血管系统的脂肪沉着率下降。因此对延缓心血管的衰退有十分重要的意义。

对呼吸系统的作用

体育锻炼能保持肺组织的弹性,使呼吸肌有力,推迟肋软骨的钙化,从而加强了胸廓的活动度,起着预防老年人肺气肿、改善肺的通气和换气机能的良好作用,使呼吸系统更加健全。坚持体育锻炼的老年人的肺活量比一般老年人大,因此有利于保持身体工作能力。在完成定量负荷后,经常锻炼的老年人恢复也较快。

据统计,在44~59岁经常从事体育锻炼的一组人中,最大吸氧量比44岁以前减少7毫升/（公斤　分），而同年龄少活动的一组人群中则减少14毫升/（公斤　分），可见后者呼吸老化速度较前者快一倍。

对消化系统的作用

经常运动的人，由于肌肉活动的需要，势必加强消化系统的功能，从而促使胃肠道蠕动加强，血运改善，消化液分泌增加，营养物质转化与吸收加速。另一方面，由于运动时呼吸加深，膈肌大幅度上、下移动和腹肌的剧烈运动，对胃肠道发生按摩作用，因而对胃肠功能产生了良好的影响。

人体多种生化反应，营养、能量的转换和贮备，多种酶与辅酶的制造，代谢物质的处理等都离不开肝脏。人体是一个统一的整体，通过运动使机体的代谢增强，消耗增加，血液运输加速，从而促进肝功能的改善。

据报道，练太极拳一年以上的老年人，唾液淀粉酶与对照组有明显差异，坚持练拳者无论刺激前后，每毫升唾液淀粉酶活性显著高于未练拳者，这与经常练拳的老年人主诉胃口好、消化能力强是相一致的。

此外，由于锻炼能使胃肠肥厚、弹性增强、蠕动加快、血运改善、肝和胰腺等功能得到改善，因此对推迟消化系统老化有良好作用。

对运动系统的作用

经常参加体育锻炼，对骨关节和肌肉都有良好的作用。我国有学者曾对经常练习太极拳的老人进行肌力的测定，发现他们左右手的握力都大于对照组。经常锻炼的老年人，其骨骼的血液循环得到改善，增强了骨骼新陈代谢的能力，有效地降低了骨骼内无机盐丢失的速度，改善其与有机成分的比例，使骨的弹性、韧性增加，从而延缓了骨骼老化的进程。

北京大学运动医学研究所的研究发现，练太极拳的老年人中，骨质疏松的仅占36.6%，而一般老人却高达63.8%。练太极拳的老人中仅有6.6%发生椎体压缩性骨折,而对照组发生椎体压缩性骨折的达30.5%。经常参加体育锻炼的老人其肩、脊柱等关节的活动范围远较一般老年人为佳。研究还发现,练太极拳的老年人中仅有25.8%的脊柱曲线异常,而一般老年人则有47%的出现异常。向前弯腰手指触地动作,一般老年人中仅有16.6%可以完成,而练太极拳的老人能完成的占77.4%。

脊椎的骨质增生变化也是老年人运动系统退行性变化的一个方面。比较经常从事体育锻炼的老年人和一般老年人的骨赘生物发生率,发现后者发生的比例要明显高于前者。

对内分泌系统的作用

人到老年,内分泌功能减退,而体育锻炼对内分泌系统功能有良好的作用。研究发现常练太极拳的老年人的甲状腺和血清睾酮浓度,以及垂体分泌的促性腺激素浓度,都不同程度地高于不锻炼的老年人。说明长期练太极拳对老年人的内分泌功能是有影响的,既增强了体质,也改善了神经 内分泌的调节功能。

➤ 体育健身的主要方法

了解了老年人的身体特点,又认识到体育健身对老年人身体各功能系统的作用,是不是该了解和掌握适当的体育健身方法呢?下面就为大家介绍有氧运动、抗阻训练、柔韧拉伸练习和神经肌肉训练。

有氧运动

什么是有氧运动?

有氧运动也叫有氧代谢运动,是指人体在氧气充分供应的情况下进行的体育运动。也就是说,在运动过程中,人体吸入的氧气与需求相等,达到生理上的平衡状态。主要项目有

> 用心率指标来控制运动训练强度是简便而常用的方法。

步行、慢跑与长跑、游泳、骑自行车、跳绳、有氧舞蹈、韵律操、踏板操、爬楼梯、登山等。

有氧运动有什么特点？

它的运动特点是由全身大肌肉群参与，动作具有周期性，强度容易控制。

有氧运动的强度一般为中等强度。强度过低不能充分动员机体的氧运输系统功能潜力，不能有效地发展有氧代谢能力，强度过大则能量代谢变为以无氧为主，也起不到锻炼的效果。

有氧运动应持续足够的时间，一般建议一次锻炼20~60分钟，只有较长时间的持续运动，才能使得循环系统、呼吸系统得到充分的有效刺激，使全身各组织、器官得到良好的氧气和营养供应，维持最佳的功能状况。

老年人进行有氧运动锻炼的重要性在哪里？

对于老年人来讲，应当具备的基本身体素质包括：全身耐力、力量、柔韧性以及灵敏性、协调性、平衡能力等。有了这样的身体素质，才能安全地、有效地适应日常生活和工作，以及应付意外发生的事故。科学地进行有氧运动是最有效、最适合运动锻炼模式。

此外，有氧运动的锻炼，对预防高血压、脂代谢异常、糖耐量异常、肥胖、骨质疏松，延缓衰老，提高生活质量等均起着重要的作用。

老年人如何科学地进行有氧运动？

72岁的马爷爷是人民公园的常客，经常能看到他一会儿在栏杆旁压腿，一会儿在小路上慢跑，有时高兴还带着孙女在草坪上转呼啦圈。看着他气色红润的样子，一点也不像年逾古稀的老人。别人问他，他笑道：别看我现在身体好，七年前我可还是个病秧子呢！病好了以后，医生给我开了个运动处方，也多亏这几年坚持出来锻炼，跑跑步，打打太极拳，人就精神了。像马爷爷这样身体棒的老年人在人民公园活动，还真不少呢！那么我们应该如何像马爷爷一样进行合理科学的有氧运动呢？

◇ 掌握有氧运动的要领和尺度。

中等强度且持续较长时间的锻炼效果好。如果强度太小,达不到锻炼效果;而强度太大对老年人来讲,有一定危险性。

此外,运动前应该要有准备活动,持续时间最好在30分钟以上;运动频率每周3~5次,太少没有锻炼的效果;运动后若有不适,应该考虑是否运动量过大。

◇ 提高有氧代谢能力的锻炼原则。

每次参加运动时,必须遵守先做准备活动、再做主要运动、最后做整理活动的程序。

在运动时必须使大肌群参加运动,如腰部和下肢肌肉。保持大肌群持续的、有节奏的、数十分钟以上的运动时间。

运动应采取循序渐进的原则,不可操之过急。开始时每次运动15~20分钟比较适宜,逐渐地延长到30~40分钟,最多可长至1~1.5个小时。对于老年人,鼓励低强度运动,但需要持之以恒。

◇ 老年人进行有氧运动时应注意以下事项。

老年人应学会识别过度运动的症状,在运动健身时,老年人应保证自身的安全,避免意外伤害的发生。

锻炼中出现恶心、头晕、胸痛、肌肉疼痛、呼吸短促、心脏剧烈跳动、四肢疲劳等现象,说明运动强度太大了,应当马上休息,或降低运动强度。

老年人如果体能低或适应能力较慢,运动尽量缓慢,最好延长准备活动的时间。

抗阻训练

什么是抗阻训练?

抗阻训练也称为力量训练,这种训练方法就是对于所要增强的肌群,施以明显的重量负荷,使肌肉产生拮抗作用,而达到肌力增强的目的。

主要项目:克服自身体重的徒手运动(如俯卧撑、仰卧起坐)、橡皮带、轻器械（如哑铃）、重器械（如杠铃、组合力量训练器）等。

老年人为什么要进行抗阻训练？

> 63岁的黄爷爷，平时看着人挺精神，也不瘦。原来陪老伴上街买菜购物，左手一袋大米，右手一桶花生油，溜溜一路小跑，一点也不累，把老伴王奶奶远远地甩在后头直喘气，跟也跟不上。可是最近黄爷爷有了苦恼。现在陪老伴购物，一桶花生油把黄爷爷累得直喘气。黄爷爷主要是手使不上劲儿，而且肌肉特别容易酸痛。

黄爷爷的问题就是伴随衰老而出现的肌肉力量减弱，以致行动不便和独立能力的逐步丧失。抗阻训练可以有效地保持一定的肌肉力量，延缓衰老，保持精力充沛，提升生活质量。

同时，坚持抗阻训练，还可以有效控制、延缓或预防骨质疏松、Ⅱ型糖尿病和肥胖等病症，提高基础代谢率，减少脂肪含量，改善体型和姿态，拥有健康的身心。

抗阻训练的方法有哪些？

锻炼肌肉的唯一方法是比平时更多地使用肌肉，也叫"超负荷"。因此，抗阻训练一般要逐渐增加重复的次数或增大阻力，使肌肉达到暂时的疲劳。

根据锻炼的目的，抗阻训练一般分为两种锻炼方法：一种是为增加肌肉的力量，采用大负荷（60%~80%最大负荷）、少次数（8~12次/组）；另一种是增强肌肉的耐力，采用的是较轻的负荷（<50%最大负荷）、多次数（15~25次/组）。

抗阻训练每周应对大肌群（如胸部、肩部、上背部、下背部、腹部、臀部和下肢）训练2~3次，每个肌群每次训练2~4组。

抗阻训练应注意的问题有哪些？

◇ 训练的频率一般为一周3次。

抗阻训练时，为让肌肉消除疲劳，需要给它足够的休息时间，以免过度训练。通常48小时是理想的休息时间，一周约训练3天。所以，对老年人抗阻训练频率的建议一般为每周3次。

◇ 除了频率外，抗阻训练还包括：强度和训练量。

对于老年人的抗阻训练，以增加老年人的力量和肌肉体积为目标，可以使用自由重物（杠铃、哑铃）或固定器械（臂力器），进行单关节或多关节的训练，克服阻力完成的动作速度保持中速到慢速，使用60%~80%1RM（1RM代表一个人能够举起的最大重量，此量因人而异）重量（最大努力可重复练习8~12次），练习1~3组，组间休息1~3分钟，每周练习2~3次。

> 为避免一次抗阻训练时间过长，可将肌群分成若干"部分"安排在一周不同的时间分别进行。但应注意，同一肌群练习的时间间隔一般为48小时以上。

◇ 其他应注意的问题：在进行抗阻练习前要注意做好热身活动；练习时注意动作与呼吸配合，遵守循序渐进原则；有慢性病的老人应在医务监督下练习。

柔韧拉伸练习

什么是柔韧拉伸练习？

拉伸练习俗称"拉韧带"，是通过"力"的拉伸作用，静态或动态有节奏地逐渐加大动作幅度或多次重复同一动作，使软组织逐渐地或持续地受到拉长的刺激，提高关节、肌腱、韧带等软组织的伸展性和力量，减少肌肉的黏滞性或紧张度。

为什么要进行柔韧拉伸练习？

人到中年，关节周围的关节囊、韧带、肌腱等会逐渐发生老化，关节韧带的柔韧性减退是引起一些诸如颈椎、腰椎椎间盘突出症和肩周炎、腰腿痛等退行性疾病的重要原因。

可能很多人不知道，实际上柔韧性减退的过程个体差异很大，自然老化只占其成因的1/3，其余的2/3都与运动锻炼有关，而柔韧性锻炼在我国中老年人健身中常常被忽视。

如何进行柔韧拉伸练习?

拉伸练习一般分为动力拉伸和静力拉伸两种。

动力拉伸主要是进行节奏较快,并多次重复同一动作的练习,如连续踢腿,动力拉伸可以提高关节在运动中的活动幅度。

静力拉伸主要是一些缓慢的拉伸动作,如静力压腿(图1-2),要求在感到肌肉韧带拉紧后,保持姿势15~60秒效果较好。

> 为安全考虑,中老年人一般建议采用静力拉伸练习。此外,练习太极拳也是柔韧性锻炼的好方法。

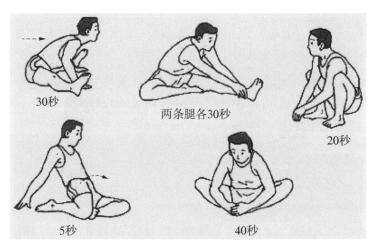

图1-2 静力压腿

拉伸练习一般每周进行2~3次,包括各大肌群(如胸部、肩部、上背部、下背部、腹部、臀部和下肢),每个肌群3~4次。

柔韧拉伸练习应注意的问题

◇ 要遵循循序渐进的原则,牵拉肌肉不要过分用力,以被牵拉肌肉、韧带有轻微不适感即可。

◇ 要遵循主动性练习与被动性练习相结合、动力性练习与静力性练习相结合的原则。

柔韧素质的训练方法可分为两种：主动性练习和被动性练习。

主动性练习是通过与关节有关联的肌肉的收缩或伸展来增加关节灵活性的方法。例如，踝关节柔韧性主动性练习中，为了练习绷直足背，就做小腿前部的肌肉（足踝和足趾屈肌）的伸展动作；为练习勾起足背，就做小腿后部的肌肉群（比目鱼肌和腓肠肌）的伸展动作。

被动性练习是依靠外力的作用促使关节灵活性增大的方法。被动性练习主要采取加大动作幅度，拉长肌肉和韧带的练习，常用的有压腿、压臂等。例如，为了进一步发展踝关节的柔韧性，还要做压踝、加重力的屈伸踝关节练习和提踝屈膝等练习。武术基本训练，如弓步下压、仆步下压、弓步冲拳等对盘活腰腿更为有效。

◇ 伸展肌肉韧带时不要屏住呼吸，动作要缓慢，可采用伸展　放松　再伸展的方法。

◇ 柔韧性练习可在健身活动前或后进行，健身前做有助于热身，防止受伤；健身后做有助于放松肌肉、消除疲劳。

神经肌肉训练

什么是神经肌肉锻炼？

神经肌肉锻炼是一类改善身体平衡性、灵敏性和本体感觉功能的训练，对于老年人保持身体平衡、预防跌倒具有重要意义。

如何进行神经肌肉锻炼？

主要项目：乒乓球、羽毛球、太极拳、普拉提和瑜伽等。

该类锻炼的核心是通过动力性运动使人体重心发生变化，或逐渐增加动作的难度，使人体在保持身体平衡过程中，神经肌肉控制能力得到锻炼并增强。

神经肌肉锻炼应注意的问题

◇ 遵循循序渐进的原则，保持一定量的同时，不应过度，以免造成劳累或受伤。

◇ 多种运动项目交叉配合进行。一项运动往往只是锻炼了某一部分的神经肌肉，多种运动项目交叉配合进行，可以达到更好的效果，而且能避免肌肉劳损，提高运动兴趣等。

> **体育锻炼的原则**

针对性原则

针对性原则是指在身体锻炼过程中，根据锻炼者的个人特点以及季节、地域等客观条件，合理地确定锻炼内容，选择方法手段和安排运动负荷，使之符合实际需要。

每个人的身体条件不同，个人需求不同，选择的健身方法和运动量也不一样。像女性老年人跳交际舞、练瑜伽，男性老年人练太极拳、慢跑，都是很适宜的。有些还可针对自己的身体特质，作特别的健身训练。比如有些老年人腿脚紧张、肌肉松弛、四肢无力，就可以多做抗阻训练。

超负荷原则

超负荷原则是指在进行体育锻炼时身体或特定的肌肉所受到的刺激强于不锻炼或强于已适应的刺激强度。

发展有氧耐力水平可以通过增加每周的练习次数，每次练习的持续时间和练习的强度来达到超负荷的锻炼目的。

发展肌肉力量练习的超负荷，可通过增加器械的重量、增加练习的次数或组数或缩短每组练习的间歇时间。

超负荷原则同样也适用于发展关节和肌肉的柔韧性，一般可通过增加肌肉的拉伸长度，拉伸持续的时间和加大关节的活动幅度来实现。

渐进性原则

体育锻炼对增强体质、促进健康的作用是循序渐进、逐步提高的。我们在进行体育健身时应逐渐增加运动负荷，而要想获得理想的锻炼效果，增加运动负荷不宜太慢或太快，应循序渐进，逐步提高。该原则是保持体育锻炼动机和欲望以及预防运动损伤的重要保证。

体育健身是老年人增进健康、益寿延年的重要手段。然而，对于老年人来说，运动量并非越大越好，运动过量还可使机体免疫功能受到损害，影响健康。

因此，老年人体育锻炼要适度，以锻炼后精神饱满，不感到疲劳为标准。

 进行两项身体检查

两项身体检查指的是健康检查和体质测定。

➤ **健康检查**

健康检查的目的

通过全面的医学检查，了解身体健康状况，排除体育运动的禁忌证，防止运动伤害和损伤。

45岁以上男性、55岁以上女性，在锻炼开始前，都应进行全面的身体检查，认真听取医生的意见或建议。

医学研究表明，运动中猝死者多半是体内潜藏着某些危险的疾病而不自知。

身体检查的周期

35~65岁：每5年至少检查一次。

65岁以上：每2年至少检查一次。

身体检查的重点

身体检查的重点包括三个方面：心血管疾病、肺部疾病、代谢性疾病。身体检查的目的是排除体育锻炼可能引起的潜在的运动风险，我们把风险分为三个等级：高风险、中等风险和低风险。

高风险

临床上已确诊的患有以下疾病：

◇ 心血管疾病：心脏、外周动脉或脑血管等疾病。

◇ 肺部疾病：慢性阻塞性肺病、哮喘、间质性肺病或囊性纤维化。

◇ 代谢性疾病：糖尿病（1型或2型）、甲状腺疾病、肾病或肝脏疾病。

中等风险

临床上未被确诊，但已存在以下症状和体征：

◇ 疼痛，胸部、颈部、下颚、上肢或其他部位因缺血引起的不适。

◇ 眩晕或晕厥。

◇ 端坐呼吸或阵发性呼吸困难。

◇ 踝部水肿。

◇ 心悸或心动过速。

◇ 间隙性跛行。

◇ 已知的心脏杂音。

◇ 正常活动出现异常乏力或气短。

低风险

由以下危险因素构成，可自查，当危险因素合计＜2个时为低风险，合计≥2个时为中等风险。

心血管疾病、肺部疾病、代谢性疾病危险因素表

因 素	标 准	自查结果
年龄	男性＞45岁 女性＞55岁,或做过子宫切除术,或绝经后	是□ 否□
家族史	在一级亲属中(父母、兄弟姐妹及子女),男性亲属在55岁之前,女性亲属在65岁之前发生心血管事件	是□ 否□
吸烟	现行吸烟者或戒烟6个月以内	是□ 否□
高血压	收缩压≥140 mmHg,或/和舒张压≥90 mmHg	是□ 否□
糖调节受损	空腹血糖≥5.6 mmol/L,或餐后2小时血糖≥7.8 mmol/L	是□ 否□
脂代谢紊乱	胆固醇＞5.2 mmol/L,甘油三酯＞1.7 mmol/L,低密度脂蛋白＞3.4 mmol/L 高密度脂蛋白＜0.9 mmol/L	是□ 否□
肥胖	BMI≥28,或者腰围:女性≥80cm,男性≥85cm	是□ 否□
静坐少动的生活方式	每周参加(累计)中等强度体育活动时间少于150分钟,或者每周体育活动消耗的能量＜1 000 kcal	是□ 否□
合 计		

不同风险等级与体育锻炼的关系

◇ 高风险:在开始体育锻炼前,应进行进一步的医学检查。

◇ 中等风险:进行低强度和中等强度的体育锻炼是安全的。

◇ 低风险:进行体育锻炼是安全的。

➤ 体质测定

体质测定的目的

体质,顾名思义,就是身体的质量。评估身体机能素质水平,发现体质"短板",确定运动负荷的能力,为锻炼的科学性提供依据。

测定的项目

✧ 身体形态：身高、体重、腰围、脂肪含量等。

✧ 身体机能：心肺耐力。

✧ 身体素质：肌肉力量、柔韧性、平衡能力、反应灵敏性等。

中国国民体质测定标准（40~69岁）

类 别	指 标	意 义
身体形态	身高 体重	胖瘦评定
身体机能	肺活量	肺通气功能
	台阶试验（60岁以上不测）	运动后心脏恢复功能
身体素质	握力	肌肉力量
	坐位体前屈	身体柔韧性
	选择反应时	反应能力
	闭眼单脚站立	平衡能力

制定一个健身目标

➤ 为什么要制定健身目标

古人云"凡事预则立，不预则废"，做什么事情都要有计划。

运动健身不只是休闲娱乐，它更是提高人们健康水平和幸福指数的大事情。运动健身需要有条不紊地按照一定计划和节奏来进行，才能收到事半功倍的效果。

我们说运动员在赛场上能取得好成绩，不是因为他们天赋出众、心血来潮就能赢得的，也不是因为他们短时间训练就能取得的。他们获得的好成绩原本只是一个长期的目标，而通过艰苦的训练，逐步实现短期内制定的目标，才能逐步获得想要的结果。老年人健身要获得最大的效果,锻炼好身体,也要学会制定健身目标。

> **如何制定健身目标**

像平时减肥,您可能想减50斤,但只设置这样一个目标有可能无法一下子完成而丧失信心。于是我们就要把终极目标分解,分解成一个个短期目标,这个月减两斤,下个月减三斤,几个月下来,目标就实现了。

我们制定健身目标也应该这样,要制定一个总目标、中期目标和近期目标。

◇ 总目标:更好的健康状况,更高的生活质量,延年益寿。

◇ 中期目标:根据自身当前的健康状况、疾病史、家族史等,制定一个中长期(1~3年)健康促进目标。

◇ 近期目标:根据自身当前体质、健康及锻炼情况,确定一个短期目标(3~6个月),可达成的健身目标。

> **近期目标制定原则**

◇ 因人而异,针对自身的身体情况;

◇ 切实可行,目标可望可及,可通过指标测量检查;

◇ 循序渐进,逐步提高改善,分阶段实现中长期目标;

◇ 立足预防,体育锻炼对疾病的预防意义更大,对部分疾病可以是辅助治疗手段。

 互动学习

1. 选择题:

(1)体育健身的主要方法有(   )。

A. 有氧运动　　　　　　　B. 抗阻训练

　　　　C. 韧带拉伸练习　　　　　D. 神经肌肉锻炼

（2）请问以下哪项不属于有氧运动？（　　　　）

　　　　A. 步行　　　　B. 慢跑　　　　C. 游泳　　　　D. 俯卧撑

2. 判断题：

（1）进入老年期,脑细胞数相应减少10%。　　　　　　　　（　　　）

（2）抗阻训练不应使肌肉疲劳,要使肌肉处于放松状态。（　　　）

（3）练习太极拳也是柔韧性锻炼的好方法。　　　　　　　（　　　）

（4）两项身体检查是健康检查和体质测定。　　　　　　　（　　　）

3. 填空题：

（1）神经肌肉锻炼是一类改善身体平衡性、灵敏性和本体感觉功能的训练,主要运动项目有（　　　）、（　　　）、（　　　）（至少回答三项）。

（2）柔韧拉伸练习一般分为静力拉伸和动力拉伸两种。（　　　）主要是进行节奏较快、并多次重复同一动力的练习,如连续踢腿,动力拉伸可以提高关节在运动中的活动幅度。为安全考虑,一般建议中老年人采用（　　　）练习。

（3）健康检查的周期。35~65岁,每（　　　）年至少检查一次；65岁以上,每（　　　）年至少检查一次。

（4）谈谈：假如您有充裕的时间,您会为自己制定一个怎样的健身目标？您觉得能实现吗？

参考答案：

1. 选择题：（1）ABCD；（2）D。

2. 判断题：（1）　；（2）　；（3）√；（4）√。

3. 填空题：（1）乒乓球、打羽毛球、太极拳、普拉提和瑜伽等；（2）动力拉伸,静力拉伸；（3）5,2。

4. 根据自己的情况制定一个切实可行的健身目标计划。

拓展学习

> **书目推荐**

孙丰雷,高华.2010.健康体检手册.北京:人民军医出版社.

关美红.2008.健康生活体检自检指南.郑州:中原农民出版社.

田京利等.2003.中老年健康体检与保健指南.北京:海潮出版社.

王安利.2004.中老年健身.北京:北京体育大学出版社.

俞继英.1997.老年健身.北京:人民体育出版社.

相建华,田振华.2003.老年人健身锻炼法.北京:金盾出版社.

黄力生等.2001.老年人养生保健指南.厦门:厦门大学出版社.

刘炎.2006.有氧运动与运动保健.北京:中国医药科技出版社.

郭洁.1993.老年人健康测试及运动处方　有氧运动对心血管
　系统疾病的防治.西安:陕西人民教育出版社.

程丹彤,徐中秋.2010.有氧运动全书.上海:中国纺织出版社.

> **网站推荐**

搜狐网健康频道:http://health.sohu.com/

新浪网健康频道:http://health.sina.com.cn/

新华网健康频道:http://www.xinhuanet.com/health/

第二章 体育健身的基本步骤"一二一"

了解了体育健身的基本要求后,您也许还在为选择运动健身的方式而发愁,也许您厌倦了某一种运动健身方式,也许您想加入一个感兴趣的健身团队。不用着急,现在让我们一起学习体育健身的基本步骤,让您更了解您自己,更了解体育健身的科学态度。科学地健身,才能拥有幸福的晚年。

本章我们将为您介绍体育健身的基本步骤"一二一"。分别是制订一份运动处方、学会两种以上体育健身方法,并加入一个体育健身团队。

 知识点汇总

➤ **知识点一:靶心率的算法**

若将最大心率的60%(一般为60%~80%)作为"靶心率",则靶心率=最大心率 60%,最大心率=220-年龄。

➤ **知识点二:有氧运动锻炼强度的判断依据**

四种判断方法:测靶心率、依据0~10分疲劳量表测用力程度、"谈话法"自测和自测晨脉法。

➤ **知识点三：运动处方的制订程序**

包括一般调查、临床检查和功能检查、运动试验及体力测验、制订运动处方、实施运动处方、运动中的医务监督、运动处方的修改等步骤。

➤ **知识点四：运动处方的禁忌证**

严重的心脏病，严重的高血压，严重的呼吸系统、肝脏、肾脏疾病等，急性炎症、传染病等，下肢功能障碍等，骨关节病，精神疾病发作期间。

➤ **知识点五：轻器械抗阻训练方法**

坐式臂弯举、飞鸟、哑铃耸肩、单臂哑铃屈伸、哑铃提踵、哑铃半蹲和仰卧起坐等。

➤ **知识点六：柔韧拉伸练习方法**

伸展下背部和臀部、伸展肩胸部肌肉、伸展下背部和大腿后群、伸展小腿肌肉、伸展胸腹颈和伸展大腿前部等。

➤ **知识点七：易筋经12势**

韦驮献杵（有3势）、摘星换斗、三盘落地、出爪亮翅、倒拽九牛尾、九鬼拔马刀、青龙探爪、卧虎扑食、打躬势、工尾势。

➤ **知识点八：六字诀的六字发音口型**

呬（si）、呵（hē）、呼（hū）、嘘（xū）、吹（chuī）和嘻（xī）。

➤ **知识点九：多种锻炼方法搭配的基本原则**

动静结合、内外兼修、刚柔相济和四方平衡。

 制订一份运动处方

66岁的钱爷爷很胖，有高血压病、糖尿病，平时很少出门，也很少参加体育健身锻炼。日常的爱好就是陪朋友打打牌、下下棋，连陪老伴买买菜、逛逛街，他都走不动。钱爷爷的儿媳小张是个医生，自从嫁到钱爷爷家以后，一直很关心老人家的身体健康。为了给钱爷爷降血压、降血糖，增强体质，小张特别为钱爷爷制订了一份运动处方。钱爷爷按照媳妇制定的运动处方锻炼了几个月，身体就变好了。现在，每天都陪老伴出门买菜。

➢ 什么是运动处方

医生或教练员依据健身运动参与者的年龄、性别、心肺和运动器官的功能、运动史及健康状况等，用处方的形式，规定适宜的运动内容、运动量、运动强度的方法，称为运动处方。运动处方一般是短期的，3~6个月。

➢ 运动处方的种类

随着康复体育的不断发展及运动处方应用范围的扩大，运动处方的种类也不断增加，根据锻炼的对象和作用，我们把运动处方分为三类。

◇ 治疗性运动处方：针对特定疾病人群，作为辅助治疗手段，如糖尿病，部分种类的高血压病，肩周炎、肥胖等。

◇ 预防性运动处方：针对某些疾病的高危人群，作为预防手段，如糖尿病前期（糖耐量下降）、动脉粥样硬化、骨质疏松症、超重、防跌倒等。

◇ 抗衰老运动处方：延缓衰老，增强体质，如肌肉萎缩、体能下降、关节僵硬等。

➢ 运动处方的内容

运动处方的内容应包括运动项目、运动量、运动进度和注意事项等。这里主要根据运动种类和运动强度做一些简单的介绍。

运动项目

根据健身目的、个人兴趣爱好、锻炼条件,选择有针对性的项目。

◇ 为改善心肺功能和代谢:有氧运动。

◇ 为保持肌肉力量,防止肌肉萎缩:抗阻训练(力量性项目)。

◇ 保持身体的柔韧性和身体活动的幅度:柔韧拉伸练习。

◇ 为松弛精神,预防高血压和神经衰弱:太极拳、散步、放松体操等。

◇ 糖尿病辅助治疗手段:步行。

运动量

根据健身目的、身体状况、运动技能水平而定,包括锻炼的强度,每次锻炼持续的时间,每周锻炼的频次等。

运动量判断的基本原则

体育健身与运动员的训练不同,其基本原则为:锻炼时要轻松自如,并有一种满足感,这也是锻炼者进行运动量监测的一项主观指标。

如果锻炼后有一种适宜的疲劳感,而且对运动有浓厚的兴趣,则说明运动量适合机体的机能状况;如果运动时气喘吁吁、呼吸困难,运动后极度疲劳、甚至厌恶运动,则说明运动量过大,应及时调整运动量。

> 体育锻炼对身体机能是综合刺激,身体机能的反应也是多方面的,锻炼者可根据自身条件对身体机能进行综合评价,必要时,则应在医务人员或指导人员的监督下进行。

具体运动项目的运动量介绍

这里主要介绍有氧运动、抗阻训练和柔韧拉伸练习。

有氧运动

◇ 锻炼频次:每周3~5次。

◇ 锻炼时间:每次20~60分钟。

◇ 锻炼强度:中等强度。

身体活动的强度取决于个人以往的锻炼情况及相对健康程度,身体活动强度的判断方法有以下几种。

❖ 根据锻炼中达到的靶心率判断:靶心率是指通过有氧运动提高心血管循环系统的机能时有效而安全的运动心率。靶心率范围在60%与80%之间。它是判断有氧运动的重要依据。

靶心率的测算方法:

将最大心率的60%~80%作为"靶心率",最大心率=220-年龄。

例如一个60岁老人,假设最大心率的60%作为"靶心率",那么:

最大心率=220-60=160次/分钟

靶心率=160 60%=96次/分钟

一般可取靶心率的 10%作为范围,即:

靶心率范围=86~105次/分钟

❖ 锻炼者根据用力程度判断:依据0~10分疲劳量表,0分为坐姿用力程度(轻松),10分相当于竭尽全力(疲劳);其中5~6分为中等强度运动,7~8分为较大强度运动。

❖ "谈话法"自测运动强度:锻炼时"和自己谈话",如果能够用正常的节律说完整的句子,且能保持呼吸匀畅,说明强度合适;如果气喘吁吁,无法完成一句完整的句子,说明身体缺氧,就应放慢速度。

❖ 自测晨脉的方法来判断:根据第二天"晨脉"调节运动量。

"晨脉"是指每天早晨清醒后(不起床)的脉搏数,一般无特殊情况,每个人的晨脉是相对稳定的。

如果体育锻炼后,第二天晨脉不变,说明身体状况良好或运动量合适;如果体育锻炼后,第二天的晨脉较以前每分钟增加5次以上,说明前一天的活动量偏大,应适当调整运动量;如果连续几天晨脉增加,则表示近期运动量过大,应该减少运动量,或暂时停止体育锻炼,待晨脉恢复正常时,再进行体育锻炼。

抗阻训练

❖ 锻炼频次:每周最少2次。

◇ 锻炼时间：每次20~30分钟，组间隙2~3分钟。

◇ 锻炼强度：参考下面的判断依据。

◇ 锻炼者根据用力程度判断：在0~10分量表中，采用中等强度（5~6分）到较大强度（7~8分）之间的强度。

◇ 以一组练习可以重复完成的次数作为强度控制依据：初始阶段采用中等强度，选择的阻力每组应可重复10~15次；有一定锻炼基础后可采用增大阻力，至每组可重复8~12次。

柔韧拉伸

◇ 锻炼频次：每周至少2次。

◇ 锻炼时间：20~30分钟。

◇ 锻炼强度：参考下面判断依据。

◇ 锻炼者根据用力程度判断：在0~10分量表中，5~6分的强度最佳。

◇ 自身感觉：肌肉有拉紧的感觉，但不产生疼痛。

◇ 安全告诫：在进行较大强度肌肉伸展练习前，必须做热身活动，使身体微微出汗；肌肉伸展产生了紧绷感或感到疼痛时就应该停止练习，防止拉伤。

➤ 怎样制订运动处方

运动处方的说明

与普通的体育锻炼不同，运动处方是有针对性、有目的、有选择、有控制的运动疗法。所以运动处方的制订应该比普通的体育锻炼更严格、更有计划性，比一般的治疗方法更有针对性。正因为运动处方的特殊性，我们在制订运动处方时应更谨慎。

运动处方一般应由专业人士（医生或运动教练）制订。运动处方的制订应严格按照运动处方制订的规则进行，制订前应对参加锻炼者或患者进行系统了解和检查，以获得制定运动处方所需要的全面资料。

运动处方的制订程序

运动处方的制订程序包括：一般调查、临床检查和功能检查、运动试验及体力测验、制订运动处方、实施运动处方、运动中的医务监督、修改运动处方等步骤。

一般调查

汇总个人资料、病史、家族史；了解个人兴趣爱好、锻炼条件、锻炼经历等。

临床检查和功能检查

临床检查主要包括运动系统的检查、心血管系统的检查、呼吸系统的检查、神经系统的检查等。功能检查主要是肾功能检查、肝功能检查、代谢功能检查等。综合评估各项结果。

运动试验

运动试验主要用于评定心脏功能，是制定运动处方的重要依据。

运动试验方法的选择应根据检查的目的和被检查者的具体情况而定。目前，最常用的运动试验是用逐级递增运动负荷的方法测定，测定时采用活动平板（跑台）或功率自行车。递增负荷运动试验（简称GXT）是指在试验的过程中，逐渐增加负荷强度，同时测定某些生理指标，直到受试者达到一定运动强度的一种运动耐量试验。

制订处方

根据检查和试验的结果，确定健身方向或重点，根据体育健身的科学原理选定项目，确定运动量和周期，进而制订符合个人身体素质的运动处方。

运动处方的禁忌证

有下列疾病的患者不适宜制订运动处方：

◇严重的心脏病，如心力衰竭、严重心律失常、不稳定的心绞痛和心肌梗死、急性心肌炎、严重的心瓣膜病等。

◇严重的高血压。

◇严重的呼吸系统、肝脏、肾脏疾病，贫血及内分泌病等，如严重的糖尿病、甲亢等。

◇ 急性炎症、传染病等。

◇ 下肢功能障碍、骨关节病等。

◇ 精神疾病发作期间。

➤ 运动处方举例

运动处方是因人而异的,这里列举的糖尿病运动处方、高血压运动处方与中老年肥胖运动处方,只是作为一个案例进行介绍,其中某一些建议或提示可能会对您有所帮助。

糖尿病运动处方

选择心率在130次/分钟左右的运动强度,运动方式可选择步行、慢跑、游泳、太极拳或有节奏的全身运动等,每次总时间60分钟,分3次完成,每周3次,每次运动在饭后50分钟进行,勿在饭前运动,以防低血糖。

上述运动能使肌肉对血糖吸收率增大15倍,改善糖耐量,增加胰岛素敏感性,增强其分泌作用,达到有效辅助治疗目的。

该处方的要点是:不要空腹运动,一定要在饭后运动或运动前少量进食,以免发生低血糖。糖尿病患者最佳运动时间为下午,因为此时免疫反应性胰岛素水平上升,垂体-肾上腺系统的活动下降,对碳水化合物代谢过程有利。

> 平时在家里也可以作动作练习,如踮脚尖(左右交替10~15分钟),爬楼梯,坐椅运动,平衡运动等。

高血压运动处方

高血压康复体育的运动类型选择以有氧运动为主。要避免在运动中做推、拉、举之类的静力性力量练习或憋气练习。选择运动强度为心率在120次/分钟左右的运动,并且是全身性的、有节奏的、容易放松、便于全面监视的项目。如步行、快步走、健身跑、交际舞、太极拳、有氧舞蹈、游泳等。

上述运动增强迷走神经作用,肾上腺素降低,血管扩张能力增大,外周阻力减少,达到降压作用。该处方要点:运动的内容一定要轻松,避免对抗竞争型的运动,实施运动处方前做心血管功能检查,以防止意外事故发生。

下面为大家提供一个步行运动的处方:

步行可按每分钟60~80步开始,每小时步行约3公里的速度,持续10分钟。

主要适用于无运动习惯的高血压病患者作为一种适应性锻炼过程。以后可逐渐加快步速或在坡地上行走。有些地方采用平地行走加上下小山坡的治疗方案,取得较好疗效。[①]

其方法举例如下:

> 具体方法可因地制宜,但必须坚持循序渐进,每次活动不应出现不适反应。如感体力有余,可用延长距离、加快步速等方法来增加运动量,也可用走、跑交替方式。

◇ 第一条:1 600米平地路。用15分钟走完800米,中途休息3~5分钟;

◇ 第二条:2 000米平地路,用18分钟走完1 000米,中途休息3~5分钟;

◇ 第三条:2 000米路程,中有两段各长100米、斜度5°~10°的短坡,用20~25分钟步行1 000米,休息3~5分钟,继续用7~8分钟,走完500米平路,休息3分钟然后用20~30分钟上坡,中间可适当休息。上坡后休息5~10分钟,然后下坡。

中老年肥胖运动处方

中老年人由于年龄增大,各器官功能相对衰退,肥胖的老年人更是如此,特别是有些中老年肥胖者往往伴有不同的并发症,故而在制定中老年运动处方时更要注意安全性。

---

① 寻医问药网:http://www.xywy.com/yspd/sl/gxy/201104/01-702575.html。

运动项目

长距离步行或远足、慢跑、骑自行车、游泳等,并辅以乒乓球、羽毛球、网球、太极拳、健身操等。

运动强度

运动时心率为本人最高心率的60%~70%,相当于50%~60%的最大摄氧量。一般40岁心率控制在120次/分,50岁110次/分,60岁以上105次/分以内为宜。

运动频率

中老年人特别是老年人由于机体代谢水平降低,疲劳后恢复的时间延长,因此运动频率可视情况增减,一般每周3~4次为宜。

运动时间

每次运动时间控制在40~60分钟,下午运动最好。

为了增强体质,提高健康水平,中老年人最好养成常年进行运动锻炼的良好习惯。

注意事项

锻炼过程中感觉很轻松或很吃力时,可以适当调节运动强度和时间,或每周适当增减运动量。

平时应该适当控制饮食,注意膳食平衡。

友情提示

这里介绍的糖尿病运动处方、高血压运动处方和中老年肥胖运动处方只是普通的举例,对于每一个患者并不都适合,只能当作参考。

对于每一个中老年人来说,制订一份运动处方,最好能在医生等专业人士的指导下进行。

附1 中老年人运动处方

处方日期

个人基本信息						
姓　名		性　别			年　龄	

健康检查结果	
疾病史	
家族史	
血　压	

吸烟史	

安静心电图	
空腹血糖	
血　脂	
运动系统疾病	

体质测定结果

指　标	测试结果	评　分	指　标	测试结果	评　分
身　高			握　力		
体　重			坐位体前屈		
肺活量			选择反应时		
台阶试验			闭眼单脚站立		
体质综合评价					

锻炼建议

项　目　名　称	时　间	强　度	说　明
准备活动			
主要锻炼项目			
辅助锻炼项目			

（续　表）

项　目　名　称	时　间	强　度	说　明
整理活动			
每周锻炼次数			
注意事项			

附2　不同项目的一周安排举例

星期日	星期一	星期二	星期三	星期四	星期五	星期六
柔韧拉伸	有氧运动	抗阻训练/神经肌肉训练	有氧运动/柔韧拉伸	抗阻训练/神经肌肉训练	有氧运动	柔韧拉伸

附3　一份12周的运动量递增步行锻炼计划

星　期	热身活动一般速度（分钟）	锻炼内容快步（分钟）	整理活动一般速度（分钟）	合计时间（分钟）
1	5	5	5	15
2	5	7	5	17
3	5	9	5	19
4	5	11	5	21
5	5	13	5	23
6	5	15	5	25
7	5	18	5	28
8	5	20	5	30
9	5	23	5	33
10	5	26	5	36
11	5	28	5	38
12	5	30	5	40

学会两种以上体育健身方法

➤ **为什么要多种锻炼项目搭配**

最近，王大妈痴迷于乒乓球，每次有乒乓球比赛必定收看，看完之后还跃跃欲试，自己报名参加了一个乒乓球爱好者协会。每天上午、下午必定是小区乒乓球室的常客。练了不足一个礼拜，王大妈感觉右手腕和膀子疼痛得厉害，经检查发现，右手肌肉劳损过度，有轻微的拉伤。平时王大妈在学校后勤部工作，每天要干体力活。医生建议王大妈暂时放弃乒乓球，改慢跑、太极拳等方式健身。

王大妈的健身方式出现的问题，是很多老年人同样会面临的遭遇。不知道自己适合的项目，按自己的兴趣随意或盲从他人选择健身项目；知道的锻炼项目少，锻炼项目单一，局部肌肉训练过度，或忽视局部肌肉锻炼，这些都表明锻炼者在体育健身知识方面的认识模糊或缺乏。

因此，大力倡导科学健身，提高老年人科学健身的意识，使老年人真正从运动中受益，达到健身、健心、延年益寿的目的，我们必须要让老年人掌握多种体育健身项目，多锻炼项目搭配，才能收到更好的锻炼效果。

➤ **各种运动对身体功能素质的影响**

下表是各种运动对身体机能素质的影响，您可以根据自身的情况，安排和搭配好体育健身的项目。

运　动	心肺功能	肌肉力量	柔韧性	消耗脂肪	神经肌肉
足　球	很好	好	一般	好	一般
篮球（打全场）	很好	一般	差	好	好
排　球	一般	一般	差	差	一般
羽毛球	好	一般	一般	好	好
乒乓球	好	一般	一般	一般	好
网　球	好	一般	差	一般	好
保龄球	差	差	差	差	一般
桌　球	差	差	差	差	一般
高尔夫（含步行）	一般	差	一般	一般	好
门　球	好	一般	差	一般	好
柔　道	差	一般	一般	差	好
空手道	差	一般	一般	差	好
有氧舞蹈（秧歌）	很好	好	一般	很好	好
现代舞	好	好	很好	好	好
交谊舞	一般	差	差	一般	好
器械体操	一般	很好	很好	一般	好
伸展操	差	差	很好	差	一般
射　箭	差	一般	差	差	一般
击　剑	一般	好	一般	一般	好
溜冰（刀式）	好	一般	差	一般	好
溜冰（轮式）	一般	一般	差	一般	好
滑雪（下坡）	差	一般	差	差	好
健行（长距离徒步）	好	好	一般	好	差
快　走	好	一般	差	一般	差
慢　跑	很好	一般	差	很好	差
游　泳	很好	好	一般	很好	一般

（续　表）

运　　动	心肺功能	肌肉力量	柔韧性	消耗脂肪	神经肌肉
登　　山	好	好	差	普通	好
划　　船	很好	好	差	很好	一般
骑自行车	很好	一般	差	很好	一般
循环训练	一般	很好	好	一般	一般
间歇训练	很好	好	差	很好	差
抗阻训练	差	很好	差	好	一般
跳　　绳	好	一般	差	好	一般
太极拳（剑）	好	好	好	一般	好

➤ **多种锻炼方法搭配的基本原则**

动静结合

有氧运动（动）和神经肌肉训练（静）搭配,如步行+太极拳,慢跑+健身气功。

内外兼修

有氧运动（练内脏）和抗阻训练（练外周肌肉）搭配,如步行+抗阻训练。

刚柔相济

抗阻训练（刚）和柔韧拉伸（柔）搭配,如抗阻训练+拉伸,抗阻训练+广场舞等。

四方平衡

◇ 上下平衡:上肢抗阻训练（上）和有氧运动（以下肢为主）搭配,如上肢轻器械抗阻训练+骑自行车。

◇ 前后平衡:通过多种核心力量训练来保持躯干前后肌群的平衡。

常见体育健身项目锻炼方法

了解了各种运动对身体功能的影响,下面将为大家介绍几种常见的体育健身项目,以便大家搭配健身。

➤ 有氧运动

步行

步行是中老年人最好的锻炼方法,随时随地都可以进行。锻炼的新手,轻松到中等速度的步态步行20~30分钟,我们可以用"谈话法"来自测锻炼强度;有一定锻炼基础后,应能达到100~110步/分,持续走30~40分钟。步行要持之以恒,坚持每周5次。

步行虽然简单宜行,但也要有一定的规范,才能避免受伤,收到最佳效果。步行时应该保持良好的姿势,眼睛注视前方,挺直身体并收腹;使用从脚跟到脚趾的全脚掌先后着地的方法走路,前后摆臂。

许多临床实践证明,在中老年人中流行的"三五七步行法",即每天走1或2次,每次走30分钟以上的路程,每周步行5次,运动量即运动后的心率控制在每分钟170次减去年龄数,能使糖尿病的发病率下降50%。

慢跑

锻炼的新手建议先从步行开始,当能够轻松完成快步走,且感到步行锻炼过于轻松后再转为慢跑。每次慢跑20~25分钟,速度反映了锻炼的强度,可以用"谈话法"自测锻炼强度,如果能用心率控制强度更好。

慢跑的动作要领:背部要挺直,头要抬起,跑步时重心要高,臀部收紧,目视正前方,胳膊稍微离开躯干,肘部稍弯,使前臂与地面平行,前进时有节奏的摆动双臂。脚跟到脚掌向前滚动着地,不要用前脚掌跑步,会导致小腿酸痛,身体不要后倾,以免扭伤膝盖和腿部肌肉。不要在硬地上跑步,运动鞋要软底、合脚。慢跑行进时用口鼻呼吸,二步一吸、二步一呼或三步一吸、三步一呼均可,学会腹式呼吸。

此外,慢跑在早晨或傍晚进行较好,跑前可先做操或打拳,做些准备工作。慢跑前,还应该注意天气的变化,沙尘、雨雪、雾霾天气不适于慢跑。

游泳

游泳是夏季里消暑最好的运动之一。游泳可以帮助身体散热,使人觉得凉快、舒服,是一项非常具有娱乐性的活动。

游泳虽然是一项很好的运动,而且几乎不会有运动伤害发生,但是游泳时也要注意以下问题：必须注意安全及卫生,不然就容易发生伤病事故；在游泳池里"下饺子",除了要防止抽筋、溺水等意外事故外,还要注意水质可能受到影响,须注意保护眼、耳、鼻、口等五官,以免进水而造成感染。另外,游泳时通常天气炎热,若在室外游泳应谨防晒伤。

新手可以从连续游50米开始,逐渐增加连续游的距离,当感到气短时可休息一下。任何姿势都可以,不强调速度,一次锻炼时间为20~40分钟。

一次锻炼总游量（连续游距离）：40~50岁为800~1 000米（600米）；50~60岁为600~800米（400米）；60~70岁为400~600米（200米）；70岁以上为300~400米（100~200米）。

游泳注意事项：

◇ 患心脏病、活动性肺结核、肝病、肾病的人,不宜参加游泳。因为在游泳的时候,人所消耗的体力比平时要多好几倍。患红眼病、传染性皮肤病的人,也不要游泳,以免互相传染。

◇ 下水前宜做足准备活动。下水前要先在岸上做准备活动,热身10~15分钟,活动关节以及各部位肌肉。否则,若突然进行较剧烈的活动,容易使肌肉受伤或发生其他意外。可采用高抬腿、蹲下起立等四肢运动。

✧ 游泳前进行温水沐浴后再入水。因为温水沐浴(在30~40℃之间)能够带走身上的部分热量,这样会使你的体温接近水池中的温度(一般为27℃左右),就不会感觉很冷。

✧ 游泳后,要用干净水把全身再冲洗一遍,以免传染疾病。

友情提示:

✧ 游泳时,一定要有人陪伴或保护。

✧ 患有慢性病采用游泳进行治疗的中老年人,一定要遵照医嘱、有人指导,要有节制。

✧ 在水中游泳时,一定要量力而行。初学游泳的老年人,开始时不要在水中停留时间过长,一般以15~20分钟为宜。学会后再增加时间。

骑自行车

骑自行车也是非常方便的运动方式。骑自行车可以预防大脑老化,提高心肺功能,益寿延年。

新手骑自行车,以踏频50次/分钟的速度骑行,逐步递增骑行量(时间和距离),至连续骑行20~30分钟。有一定锻炼基础后可根据心率控制骑行强度。

骑自行车锻炼时,要注意正确的骑车姿势:

✧ 要调整好自行车鞍座的高度和把手等。调整鞍座的高度可以避免大腿根部内侧及会阴部的擦伤或皮下组织瘤样增生。调整把手可以有助于找到避免疼痛的良好姿势。

✧ 踩踏脚板时,脚的位置一定要恰当,用力要均匀。如果脚的位置不当,力量分布不均匀,就会使踝关节和膝关节发生疼痛。

✧ 还应经常更换手握把手的位置,注意一定的节奏,可采取快骑与慢骑交替进行。

此外，骑自行车的安全也很重要，有条件要戴头盔、反光镜和穿反光服。

> **抗阻训练**

基本要求

◇ 可以徒手，或采用联合训练器、杠铃、哑铃、橡胶带等任何一种练习器械。

◇ 练习前要做好热身运动，由小重量开始，慢慢增加负荷，避免发生运动伤害。训练从大肌群开始，并注意全身肌肉的平衡。

◇ 质量比数量重要，动作要准确，不必要的扭动、倾斜、弓背可能引起严重伤害。要与伙伴一起练习，彼此照应，相互激励。

◇ 锻炼应包括身体的主要肌群，三角肌（肩部）、胸肌（胸部）、三头肌和二头肌（上臂前后）、四头肌和腘肌（大腿前后）、臀大肌（臀部）、腹肌（腹部）等。

部分轻器械抗阻训练方法

坐式臂弯举

加强上臂肌肉力量

坐在椅子上，手放两侧。握一对哑铃，手掌向上。屈左肘，抬高左臂，使肘关节充分折叠。放下左臂同时抬高右臂，要求同前。保持正常呼吸。初练者建议重复两组，每只手臂8~10次。

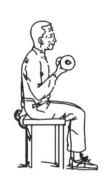

飞鸟

加强胸肌,改善肩带活动范围。

躺在长凳上或地上。每只手抓一只哑铃,吸气并向两侧放下,肘关节微屈,向胸前举起哑铃,慢慢放下回到原来姿势,在此过程呼气,建议重复8~12次。

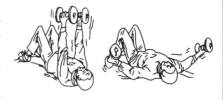

哑铃耸肩

加强肩、上背部、颈部肌肉。

人站立,每只手握一只哑铃,尽可能耸肩。先向后转,再恢复原来姿势。放下肩时呼气。建议重复10次向前,5次向后。

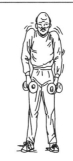

单臂哑铃屈伸

加强上臂后群肌肉,改善活动范围。

将哑铃举过头,缓慢向背后降下,伸臂,还原到原来姿势。下来吸气,上去呼气。建议每只手重复8~12次。

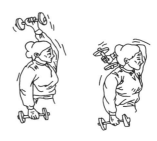

哑铃提踵

加强小腿肌肉,改善踝关节活动范围。

两脚分开与肩同宽,站立,一手握一哑铃或重物。脚跟尽可能抬高,慢慢还原成原状。正常呼吸,建议重复5次脚跟笔直向后,5次内收,5次外展。

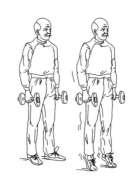

哑铃半蹲

加强大腿前侧肌肉。

站立，两脚分开与肩同宽，每只手抓一只哑铃或其他重物。身体下降，使膝关节成45度角。向下时吸气，缓慢站起来，膝盖微屈，上去时呼气。建议重复10~12次。

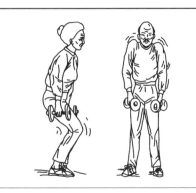

仰卧起坐

加强腹肌。

仰卧，手放耳侧或两手交叉抱于胸前，双腿屈使膝关节成90度。缓慢抬起上体至触及膝关节，再缓慢放下。建议重复12~15次。

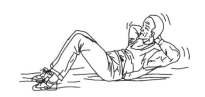

➤ 柔韧拉伸练习

基本要求

◇ 先做一些慢跑热身，再开始拉伸练习。

◇ 不要强迫身体做超出正常范围的运动。动作缓慢，拉伸到位后（感觉韧带拉紧了）保持10~60秒。

◇ 每个动作重复4~5次，身体的两侧都要练到。

部分柔韧拉伸练习方法

伸展下背部和臀部

平躺在地上，手放两边。屈腿使膝关节靠向胸部，紧拉臀部远离地面，保持10~15秒。建议重复3~5次。

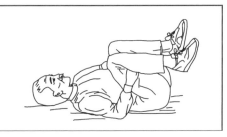

伸展肩胸部肌肉

站在离开着的门一臂距离。抬高一条手臂把住门框,肘关节微屈。缓慢向前挺胸,使肩胸侧肌肉被拉伸。建议每只手重复3~4次。

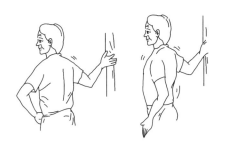

伸展下背部和大腿后群

坐地两脚分开,越开越好。呼气并缓慢向前伸展,手沿着腿向下滑。到不能再滑了停住保持5~10秒。建议重复3~4次。

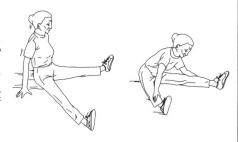

伸展小腿肌肉

离墙2~3只脚位置站着,伸展手臂靠墙。左脚向前移动半步,右脚向后半步或更多,并保持伸直。身体向下压使小腿肌肉被拉伸,保持5~10秒。正常呼吸。交换两脚位置并重复。建议每腿重复3~6次。

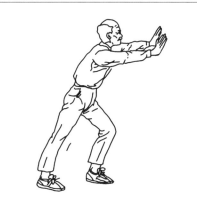

伸展胸腹颈

俯卧在地上两臂舒展,脚伸展。呼气时缓慢抬头撑起直至手臂弯到适合角度,背逐渐拱起,脚尖着地。手臂保持弯曲,保持5~10秒,恢复原来姿势深吸气。建议重复4~6次。

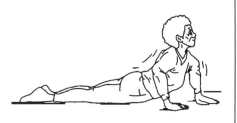

伸展大腿前部

 侧躺，用右手抓住右踝脚趾，慢慢向后拉成拱状，保持5~10秒。建议重复3~5遍。两侧重复。

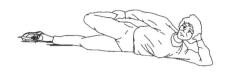

➤ 社区健身苑锻炼项目指导

 根据锻炼目的，社区健身苑的锻炼项目大致可以分为体能素质类、康复体疗类和休闲娱乐类三大类。

 为取得良好的健身效果，锻炼者应尽可能选择体能素质类项目作为主要的锻炼内容，每次锻炼包括多种项目的组合。以下是常见项目的锻炼方法。

体能素质类项目

 这一类项目以发展人体的肌肉力量、有氧耐力，改善人体的柔韧性等身体素质为主要目的，适合于体质较好的中老年人使用。

 健骑器、划船器、踏步器、滑雪器等锻炼项目具有周期性、全身性运动的特点，因此可归为有氧运动，经常锻炼者每次总练习时间应达到15~30分钟，能取得较好锻炼心肺的效果。

 云梯、单双杠、仰卧起坐平台、水车等锻炼项目是比较典型的徒手力量训练项目，经常锻炼对增强肌力和肌耐力有明显的效果，每次锻炼3~5组，每组8~15次，多种练习混合进行。

康复体疗类项目

 这一类项目大部分借鉴了康复医学中的一些方法，对预防和改善运动器官功能障碍具有一定的辅助疗效，因此适合于中老年人使用。

 走鹅卵石健身路的健身原理是足部反射疗法，以中医学的阴阳、经络学说为理论基础。经常锻炼，可以起到刺激穴位、疏通经络、调和气血、调整脏腑功能的作用。一次行走时间掌握在15~20分钟左右，每天走1~2次。

上肢牵引器锻炼能改善肩关节的活动功能，增强肩带肌肉力量，改善局部血液循环，对预防肩周炎有较好的锻炼效果。对于已经患有肩周炎的人来说，也是一种有较好疗效的体育康复疗法。一次锻炼5~10分钟。

下肢康复器通过两腿的屈伸运动，促进下肢的血液循环，增强肌肉力量，对防治老年性膝、踝关节障碍症有一定的作用，对下肢功能的恢复也有一定的辅助效果。一次锻炼5~10分钟。

休闲娱乐类项目

这一类项目的特点是运动强度低，练习过程较为轻松，寓"练"于乐，适合老年人和体质较差而又缺乏锻炼的中年人，以改善他们的协调性、柔韧性、灵敏性，增强活动能力。

太空漫步器锻炼能增强下肢的活动能力，改善髋关节的灵活性，对增强髋关节周围的肌肉群的力量有一定的锻炼效果。每次练习5~10分钟。

扭腰器主要改善腰部活动能力，对增强腰部肌肉力量有一定效果，每次练习5~10分钟。

浪桥对人体平衡能力和协调能力的改善有一定的作用，每次练习来回走5~8次。

➤ 传统健身方法及其他

中国传统的健身方法有很多，如太极拳、太极剑、五禽戏、易筋经、六字诀、八段锦，这里主要介绍太极拳和健身气功（即五禽戏、易筋经、六字诀和八段锦）。另外，近年来海派秧歌和门球成为中老年人喜闻乐见的健身方式，这里也稍作介绍。

太极拳

太极拳是中国武术领域里的一颗明珠。融拳术、导引、吐纳为一体,是一种练意、练气、练身三者相结合的运动。太极拳动作比较缓慢,动中求静、静中带刚,调和气血,疏通经络,平衡阴阳,而且运动量适中,符合生理保健的要求,因而是中老年人延年益寿的最佳健身方式。

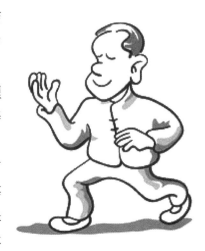

太极拳的种类:目前太极拳主要有二十四式、四十二式、陈式、杨式、综合等几种套路。不同身体素质的人应该选择适合自己的太极拳套路,而并不是越多越好。学习太极拳的套路过多会造成练习者力不从心,影响整体练习效果。而且,还会因练习时间过长,中间休息时间过短,运动量过大,而容易导致肌肉劳损、关节损伤。

老年人打太极拳的益处:

◇ 加强了神经系统的灵敏性。练太极要心神气定,必先令大脑皮层休息(所谓心静),将协调全身器官功能的任务交由中枢神经系统执行,加强了神经系统的灵敏性。

◇ 畅通经络、血管、淋巴及循环系统,增强个人免疫力。练太极拳的时间会比较长,故能像一般的有氧运动一样,使血气运行顺畅。

◇ 提高心肺功能。练太极拳要保持呼吸自然均匀,透过深、长、细、缓、匀的腹式呼吸方法,增加胸腔的容气量及递增了吸氧呼碳的次数,确保气体能充分交换,相对地提高了各器官的获氧量。

◇ 改进柔韧度、肌力及肌耐力。太极拳多以慢速走圆及弧,配以屈腿半蹲式运动,加上重心交替变换,运行动作又多搂、拗、绞转,使各肌肉的肌力及肌耐力得以提高;再配合多方向及大幅度的活动如下势、蹬脚等,能改善各关节的柔韧度。

◇ 舒缓情绪,消除压力,使人神清气爽。练拳时因要"心静用意,心无杂念",加上太极拳本身要求刚柔并重,呼吸调协,各器官的获氧量相对提高,故练后使人顿感轻快,压力尽消,情绪稳定平伏;又因练拳后血气循环畅旺,精神亦抖擞起来,工作效率自然提高。打太极拳的好处不但能够强身健体,同时还能帮助我们排除压力以及舒缓情绪。

友情提示:

◇ 练习太极拳应选地形开阔、阳光和空气较为充足的地方。应避免在正午阳光直射下练习太极拳,也不应在空气污浊或大雾天气练习太极拳。

◇ 练习太极拳应选松软平整一些的场地,如草坪、塑胶场地等。服装尽量宽松,尽量穿柔软合适的鞋,鞋宜轻软不滑,以平、薄底的运动鞋或皮、布底布鞋为好;领口、腰带及腕、踝部应略宽松,不宜扎紧。

◇ 练习太极拳之前,宜做准备活动。适当慢跑、徒手操使身体微微发热,再适当压压腿、拉拉韧带,做几次半蹲起,尤其要把膝、踝关节充分活动开。

◇ 初学太极拳,宜从简化的太极拳入手,经过一段时间的练习以后,掌握了动作要领,进而学习传统的太极拳。

◇ 低重心运动要适宜。太极拳特有的运动形式是膝关节始终处于半蹲姿势,下肢运动负荷比较大,长时间、低重心的运动,很容易造成膝关节软骨、韧带损伤,引起疼痛。因此,在打拳过程中,不要过分追求动作,可把重点放在太极拳精、气、神的统一上。

◇ 练习时间也不宜过长,套与套之间要有一定的休息,不要把一套拳连续打好几遍。

健身气功

健身气功是以自身形体活动、呼吸吐纳、心理调节相结合为主要运动形式的民族传统体育项目,是传统健身方法的重要组成部分。气功锻炼的三要素是：调身、调息、调心。调身指自身形体活动，调息指呼吸吐纳，调心指心理调节。三调是内倾性的内炼方法的具体表现，是健身气功最鲜明的本质特征。

目前流行的主要健身气功有四种：易筋经、五禽戏、六字诀和八段锦。健身气功通常是一套完整的套路式锻炼功法，练习中可以根据自身的健康状况和身体素质，进行全套完整的联系，或者有选择性地进行单个动作的练习。建议每天早、晚各练习1次，每次锻炼2遍。

练习健身气功时应注意的问题：

◇ 应做好习练前准备，如穿上合适的服装（最好是宽大、有弹性的），排除二便（不要忍便习练）。

◇ 要做好准备活动，如压腿、踢腿、活动各关节，使人体在生理上产生"预热"，以免在练习中由于过度牵拉而受伤，尤其是冬天或天气寒冷的情况下准备活动就更为重要。

◇ 练功前要使自己的心理活动逐步由复杂趋于简单，练习中要做到眼随手走，神贯意注，心力兼到，才能达到事半功倍的习练效果。若在练习中神散意驰，心君妄动，形意不合，就会徒具其行而不能获实效了。

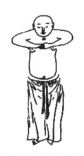

韦驮献杵第一势
立身期正直，环拱手当胸；气定神皆敛，心澄貌亦恭。

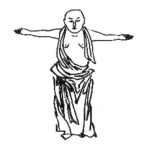

韦驮献杵第二势
脚趾挂地，两手平开；心平气静，目瞪口呆。

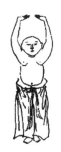

韦驮献杵第三势
掌托天门目上观，脚尖着地立身端，力周腿胁浑如植，咬紧牙关不放宽；舌可生津将腭抵，鼻能调息觉心安，两拳缓缓收回处，用力还将挟重看。

◇ 必须遵循循序渐进的原则，在习练中绝对不能因为追求某一标准动作而不顾动作要领。有些动作暂时达不到标准可以先做"意到"，在熟悉动作要领的基础上再逐步达到标准动作的要求。

【易筋经】

易筋经是我国古代流传下来的养生功法，"易"是变通之意，"筋"指筋骨，"经"则带有法典之意。用现代话来说，易筋经就是通过"易筋"这种锻炼方法来调节、改善人体肌肉、神经系统的灵活性、协调性和伸展性，以通行血脉、调达脏腑，达到外练筋骨、内壮脏腑，调节人体生理平衡，促进身体健康。"健身气功·易筋经"继承了传统易筋经十二势的精要，融科学性与普及性与一体，易学易练，健身效果明显。

"健身气功·易筋经"动作舒展连绵、刚柔并济、虚实相兼，每一势动作，不论是上肢、下肢还是躯干，都要求有充分的屈伸、外展内收、扭转身体等运动，从而使人体的骨骼及大小关节，特别是脊柱在传统定势动作的基础上，尽可能呈现多方位的广角度的活动。从而达到促进活动部位软组织的血液循环，改善软组织营养代谢过程，提高肌肉、肌腱、韧带的柔韧性、灵活性，以及骨骼、关节、肌肉等组织的活动功能，达到强身健体的目的。

"健身气功·易筋经"的十二势分别是韦驮献杵（有3势）、摘星换斗、倒拽九牛尾、出爪亮翅、九鬼拔马刀、三盘落地、青龙探爪、卧虎扑食、打躬势、掉尾势等。

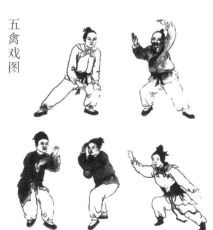

五禽戏图

【五禽戏】

"健身气功·五禽戏"是在对传统五禽戏进行挖掘整理的基础上编创的，包括起势、收功，共计12个动作，动作效仿虎之威猛、鹿之安舒、熊之沉稳、猿之灵巧、鸟之轻捷，力求蕴含"五禽"的神韵。为便于大众习练，动作力求简单，左右对称，平衡发展。因不同戏种具有不同的锻炼功能和作用，既可全套连贯习练，也可针对自己的健康状况侧重多练某戏，还可只练某戏。

习练"健身气功·五禽戏"，必须把握好"形"（即练功时的姿势）、"神"（即神态、神韵）、"意"（即意念、意境）、"气"（即指练功时对呼吸的锻炼，也称调息）四个环节，由浅入深，注重动作的细化、精化，逐步做到"形神兼备、内外合一"。

【六字诀】

六字诀即六字诀养生法，是我国传统的健身方法。它的最大特点是强化人体内部的组织机能，通过呼吸导引，充分诱发和调动脏腑的潜在能力来抵抗疾病的侵袭，防止随着人年龄的增长而出现过早衰老。

"健身气功·六字诀"是在继承传统基础上的编创，较好地解决了六字的发音规范问题，通过"呬"、"呵"、"呼"、"嘘"、"吹"、"嘻"六个字的不同发音口型，唇齿喉舌的用力不同，以牵动不动的脏腑经络气血的运行。这一方法动作舒缓，可以成为中老年朋友晨练的内容之一。

练六字诀讲究腹式呼吸，先呼后吸，呼气时发音。呼气要缓慢、深长、均匀，以加大肺活量。同时，两足开立，与肩同宽，头正颈直，双膝微屈，全身放松。每个字念6遍，然后调息1次。有专家指出，多练六字诀对五脏六腑的养生作用非常好[1]。

---

① 徐李燕.2010-8-13.中老年晨练多念六个字养五脏.生命时报,5.

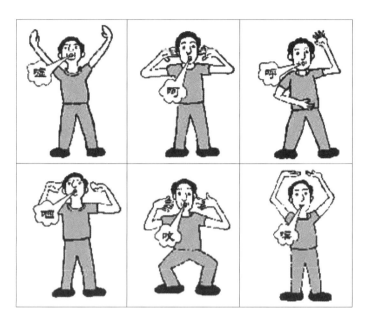

【八段锦】

八段锦是我国传统健身方法,因为功法共为八段,每段一个动作,而且动作舒展优美,如锦缎般柔顺自然,故称为八段锦。

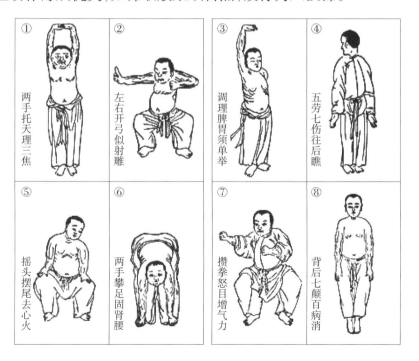

"健身气功·八段锦"是在对从古至今64个版本八段锦整理研究基础上的创编，是一种立势八段锦。研究表明，"健身气功·八段锦"对中老年人的呼吸系统与神经系统功能、上下肢力量、平衡能力、关节灵活性有明显提高，对心血管功能等也有改善，是一种很好的健身方法。

"健身气功·八段锦"口诀：两手托天理三焦；左右开弓似射雕。调理脾胃须单举；五劳七伤往后瞧。摇头摆尾去心火；两手攀足固肾腰。攒拳怒目增气力；背后七颠百病消。

八段锦虽然段式和动作少，但是对练习者的呼吸和吐纳要求很高，每一口诀都有相应的呼吸吐纳的方法和对动作要领的要求，中老年朋友们如要学习八段锦，应该找相关的更专业的书籍或视频来学习，如果能找到老师，那是最好不过了。其他健身气功也是如此。

海派秧歌

海派秧歌是2002年上海浦东新区陆家嘴街道（原梅园街道）创编的一种别具一格的健身秧歌项目。从创始之初至今，就在许多全国性群众体育比赛中屡屡夺魁，并受邀出国进行文化交流与表演活动，

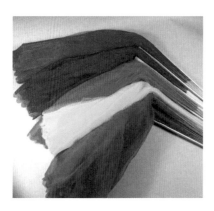

2008年还成为北京奥运会开幕式上的"暖身节目"，受到群众的普遍好评，成为全民健身运动中一朵鲜艳的奇葩。

海派秧歌是民间秧歌舞和"海派文化"相汇合的变种，这种新型的舞蹈应该归结于上海所特有的文化特征。在上海不断移民、不断发展的历史进程中，海派文化随之发展，融汇了祖国各地各民族的文化"基因"，又吸纳了海外异域的文化元素。

海派秧歌具备传统民间秧歌舞的动作特点。秧歌舞的节拍是固定的，而且充满韵律和动作感，锻炼者应该要学会借动作大小的调整来控制锻炼的强度。

海派秧歌舞中幅度较大的挥臂、甩肩、持扇绕腕动作对防止大臂脂肪堆积有积极的作用；秧歌舞对中老年心血管功能有良好影响；对提高中老年人柔韧性和平衡能力有显著作用,对中老年人体质确有改善。据山东大学姜树东等人的研究[1],参加秧歌锻炼的中老年妇女心脏主动瓣膜活动及性能好于不运动者；跳秧歌对中老年妇女心脏的收缩功能有良好的改善作用,能提高中老年妇女心脏左室舒张功能的恢复速度。

门球

门球是在平地或草坪上,用木槌击打球穿过铁门的一种室外球类游戏,又称槌球。门球起源于法国,20世纪30年代传入我国,当时只在燕京大学作为游戏课内容。1970年开始作为老年人的活动项目推广开来。

门球运动占地少,花费少,技术简单,比赛时间短,运动量也不大,而且很安全。最重要的是门球竞赛规则简单,与体力好坏关系不大,需要的是门球战术意识和相互配合的能力,因而趣味性强,适于中老年人进行体育锻炼。

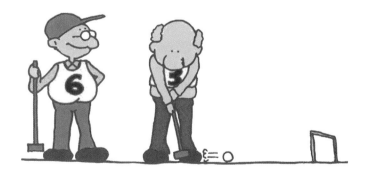

老年人从事门球健身能使身体得到全面锻炼。打门球的基本活动是瞄准、击球、拾球和到位。在活动中伴随着快步走或慢跑,可以使

---

[1] 李先国等.2010.论海派秧歌.体育文化导刊,2。

全身的运动器官,特别是手、臂、腰、腿、脚以及视力、听力、内脏和神经系统都会得到锻炼。

友情提示:

◇ 参加门球活动前,应把臂、腿、腰以及相应的关节充分活动开。

◇ 打门球时最好穿带齿而不滑的鞋。对老年人来说,如绊倒或滑倒很容易出现摔伤事故,冬季冰冻天参加户外门球活动更应小心。

◇ 门球活动的体力消耗并不大,但是一旦着迷,容易兴奋。此时老年人应注意控制自己,不应超过自己适合的步伐或跨度的活动幅度,以免扭伤筋骨。从未打过门球的人也可以先自己练或与友人、家人同练。

◇ 老年人应把打门球安排在作息制度中,使生活、锻炼有节奏。

◇ 老年人参加门球活动,应以安全适度、确保实效,能得到快乐感和满足感为健身原则。

 加入一个体育健身团队

➤ 为什么要加入体育健身团队?

小张刚开始给钱爷爷制订运动处方,钱爷爷心里也很高兴,还把每天要做到的健身锻炼贴在墙上以示警醒。可是日子一长,钱爷爷就觉得有些单调和寂寞了。再加上隔壁的史爷爷隔三差五地请人来下棋打牌,一个人锻炼的钱爷爷就更加寂寞无聊了。两个礼拜后,架不住诱惑的钱爷爷终于向史爷爷投降,而没有把运动处方坚持下去。我们前面说到,钱爷爷经过几个月的锻炼,高血压和糖尿病有了明显的好转。那后来到底发生了什么呢?

原来啊,小张得知钱爷爷的情况后,心里很着急。后来她就想了一个办法，钱爷爷不是一个人锻炼寂寞吗，于是她就试着帮钱爷爷联系一起锻炼的伙伴。后来，联系的过程中，小张发现小区有一个健身协会。这个健身协会还挺大的，各个项目都有，慢跑、太极拳、瑜伽、海派秧歌、门球等。钱爷爷自从加入这个协会以后，也有了一起健身的朋友，再也不会感到寂寞。也不觉得健身只是为了降血压、降血糖，反而觉得健身是一件挺让人愉快的事情呢。

其实生活中，像钱爷爷这样参加锻炼初期忍受着诱惑和寂寞的还真不少呢！很多老年人，刚从工作岗位上退下来，还保有着工作的热情，不把健身锻炼当回事；有些老年人虽然退下来很久了，却是享受着优裕的生活，从不锻炼到锻炼，也是三分钟热度。老年人不能长期地坚持健身锻炼，本是很可以理解的事情。老年人的业余生活本来就比较单调，一个人要从不锻炼到锻炼，并且像工作一样一如既往地坚持下去，还真是件难事！

难么，该怎么办呢？

其实老年人体育健身之所以会坚持不下来，其中最重要的原因是老年人没有真正感受到体育锻炼的乐趣。没有从体育锻炼中享受到快乐，也没有交到朋友，所有他们会觉得单调无聊。假如有一个供老年人健身锻炼和交友娱乐的平台，那么事情会不会不一样呢？

很显然，钱爷爷的例子告诉了我们答案。钱爷爷自从参加了小区的健身协会以后，交到了很多新朋友，一起锻炼，一起交流谈心，一起学习新的体育健身项目。不仅完成了小张开的运动处方，增强了身体素质，更重要的，钱爷爷培养了积极的健身态度，拥有了更健康的生活态度。现在的钱爷爷，经常参加小区的各种活动，而且精力充沛，别人都说他年轻了二十岁呢。

其实，老年人加入体育健身团队，不仅可以交到新朋友，培养正确的体育健身观，把健身当成乐趣。更重要的，体育健身团队里有健身指导人员,有科学的健身仪器和设备,有时还会开展一些健身科普和指导活动,为老年人从事更科学的健身锻炼提供必要的保障。此外,加入体育健身团队,团队人员可以彼此照应,能提高体育健身的安全性。

> 如何加入体育健身团队?

◇ 要根据自身的情况,选择加入合适项目主题的体育健身团队,如海派秧歌、交谊舞、太极拳等。加入之前,应该明确自己的健身目标,以免造成精力浪费。

◇ 加入体育健身团队应以就近为佳,太远的地方,旅途奔波容易造成劳顿。

◇ 加入体育健身团队,不宜过多,以免造成时间紧张,影响健身锻炼质量,进而影响日常生活。

◇ 加入体育健身团队,还要确认该体育健身团队的合法性,不能参加违法团体;也不能上当受骗,不加入营利性的组织,尽量加入公益性的团体。

 互动学习

1. 选择题

（1）王奶奶今年70岁了,假设最大心率的60%作为"靶心率",那么王奶奶的靶心率范围是多少次每分钟?（　　　）

　　　A. 70~90　　　B. 75~95　　　C. 81~99　　　D. 85~105

（2）常见的社区健身苑锻炼项目有（　　　）。

　　　A. 体能素质类项目　　　　B. 康复体疗类

　　　C. 休闲娱乐类　　　　　　D. 有氧运动类

（3）多种锻炼方法搭配的基本原则,应坚持（　　　）。

    A. 动静结合　　　　　　　　B. 内外兼修

    C. 刚柔相济　　　　　　　　D. 四方平衡

2. 判断题

（1）如果医生没有空,运动处方也可以由锻炼者自己来制订。

                           （　　　）

（2）锻炼者对用力程度进行自我判断,依据0~10分疲劳量表,0分相当于竭尽全力（疲劳）。　　　　　　　　　　　　（　　　）

（3）糖尿病运动处方,选择运动强度为心率在130次/分钟左右的运动强度,运动方式可选择步行、慢跑、游泳、太极拳或有节奏的全身运动等。　　　　　　　　　　　　　　　　（　　　）

（4）海派秧歌作为健身方式,是民间秧歌舞和"海派文化"相汇合的变种。　　　　　　　　　　　　　　　　　　（　　　）

3. 填空题

（1）靶心率是判断有氧运动的重要依据。它的计算公式是:靶心率=（　　　　　　　　　　）。

（2）六字诀是我国传统的健身方法,六字诀指六种气,分别是（　　　　　　　　　　）。

4. 谈谈:您最喜爱的健身方式是什么? 为了合理科学地进行健身训练,你会怎么样搭配您的健身方式?

参考答案:

1. 选择题:（1）C;（2）ABC;（3）ABCD。

2. 判断题:（1）　;（2）　;（3）√;（4）√。

3. 填空题:（1）最大心率　60%（或80%）;（2）吹、呼、嘻、呵、嘘、呬。

4. 视个人具体情况而定,可以做一个相关健身方式搭配表。

拓展学习

> **书目推荐**

陈阳春等.2008.中老年运动处方.郑州：河南科学技术出版社.

陈占奎.1998.中华传统健身功精粹.北京：金盾出版社.

陈占奎.2009.太极拳太极剑入门与提高.北京：金盾出版社.

柳万春,吴永宏.2007.门球向导.北京：人民体育出版社.

郭丹等.2010.秧歌.长春：吉林出版集团有限责任公司.

国家体育总局健身气功管理中心.2005.健身气功.北京：人民体育出版社.

> **网站推荐**

中国太极网：http://www.cntaijiquan.com/

中国健身气功协会官方网站：http://www.chqa.org.cn

中国门球网：http://www.menqiu.com/portal.php

人民网健康卫生频道：http://health.people.com.cn/

第三章 日常体育健身"一二一"

今天您记录了您的锻炼情况和身体感受吗？您是如何记录您的锻炼情况和身体感受的？体育健身是一个长期坚持的过程，记录每天锻炼的情况和身体感受，不仅能帮助我们了解自己的身体状态，不断调整锻炼计划，而且每天回味自己锻炼的心情，也是件有趣的事情呢！今天我们就来学习如何进行日常的体育健身。

在本章中，我们将介绍日常体育健身应做到的"一二一"。分别是每天测量一次血压、一天两次体育锻炼和记录一天的锻炼情况和身体感受。

 知识点汇总

➤ **知识点一：血压测量的三种方法**
诊室血压、动态血压以及家庭血压监测。

➤ **知识点二：家庭血压监测血压计的选择**
一般优先推荐使用上臂式全自动电子血压计。

➤ **知识点三：如何看血压值**
正常血压：收缩压<120 mmHg 和舒张压<80 mmHg；

正常高值:收缩压120~139 mmHg或舒张压80~89 mmHg;
高血压(收缩压≥140 mmHg或舒张压≥90 mmHg)。

➤ **知识点四:高血压患者的主要健身方式**

高血压患者的运动应当以有氧训练为主,包括步行、慢跑、骑自行车、游泳和体操等。

➤ **知识点五:低血压患者的主要健身方式**

自我按摩与床上运动。

➤ **知识点六:记录一天锻炼情况和身体感受的方式**

记锻炼日记、填每日心情表、录像或录音等。

 每天测量一次血压

➤ **老年人为什么要每天测量一次血压**

高血压是中老年人的常见病,又是人类死亡的主要疾病。目前,我国高血压患者数量每年以350万人的速度增加。据估计,到2025年全球将有15亿人(25岁以上成年人的1/3)患有高血压。高血压的危害在于对心、脑、肾等器官的损害,明显地降低患者的生活质量,严重地危害人类的生命。脑卒中、冠心病和尿毒症是高血压的三大并发症,也是高血压的主要死亡原因,其死亡率占人类因疾病死亡的首位。高血压通常没有明显的症状,被称为"无声的杀手"。迄今为止,高血压只是可控制,难以治愈。及早、持久有效地防治高血压,对减少心脑血管疾病及尿毒症的发生,提高生活质量,降低病死率,均具有重要意义。[1]

---

[1] http://baike.baidu.com/view/431896.htm。

因为高血压的危害在于对心、脑、肾等器官的损害,而且伴有脑卒中、冠心病和尿毒症等并发症。所以对于坚持锻炼的老年人来说,如果不了解自己的血压状况而盲目地进行体育锻炼的话,很可能因为锻炼的量过度或健身方式不当,而造成对自身身体的损害。

高血压是最常见的慢性病,而且是可以预防和控制的疾病。然而很多高血压患者在降压过程中不能坚持科学治疗,陷进误区,从而给自身健康带来了伤害。

对于老年人高血压患者来说,降压药是从不离手的,其实血压计也应不离身。特别是血压不稳定的患者,建议每天测量2~3次血压,以观察自己早中晚血压的变化,避免因血压突然升高而导致心脑血管意外。而需要体育健身的老年人,也要根据自己的血压状况,酌情安排自己的体育健身活动。

> ### 如何测量血压

血压监测方法

血压测量是评估血压水平、诊断高血压以及观察降压疗效的主要手段。目前,在临床和人群防治工作中,主要采用诊室血压、动态血压以及家庭血压监测三种方法。

诊室血压监测

由医护人员在诊室按统一规范进行测量。

动态血压监测

通常由自动的血压测量仪器完成,既可更准确地测量血压,也可评估血压短时变异和昼夜节律。

家庭血压监测

让自动的电子血压计像冰箱、彩电等家用电器一样进入家庭,每个家庭成员定期测量血压,进行家庭血压监测,是提高高血压认知率与控制率的有效手段。

家庭血压监测通常由患者或家庭成员协助完成。因为测量在熟悉的家庭环境中进行,因而可以避免"白大衣效应"。家庭血压监测可用于评估患者数日、数周,甚至数月、数年血压的变化或降压治疗效果,有助于增强患者的参与意识,改善患者的治疗依从性,也有助于适时调整治疗方案。

> 张阿姨的老伴常年患有高血压,为了方便了解爱人情况,张阿姨听从了医生的建议,准备自己建立家庭血压监测。您知道家庭血压监测的监测方法吗?

血压计的选择与校准

上臂式全自动电子血压计:其准确性和重复性较好,临床研究证据较多,测量方法易于掌握,是家庭血压测量的优先推荐。

腕式血压计:使用腕式血压计测量血压时不需暴露上臂,在寒冷地区或脱衣服不方便者(残疾人)使用较方便,但其使用方法比较复杂,不同血压计之间差别较大。因此,如果选择使用腕式血压计,需进行更多培训。腕式血压计在流动性较大人群中使用更方便。

此外,还有手指式血压计和汞柱血压计等监测设备,但因为误差和专业性,一般不推荐使用。

血压监测注意事项

家庭血压监测条件

如果采用上臂式血压计进行家庭血压监测,测量血压的一般条件和在诊室测量血压时大致相似。在有靠背的椅子上坐位休息至少5分钟后,开始测量血压。测血压时,将捆绑袖带的上臂放在桌子上,与心脏同一水平,两腿放松、落地。也可采用更舒适一些的落座条件,如沙发等稍矮一些的座位,但应尽可能确保捆绑袖带的上臂与心脏处于同一水平。

选择大小合适的袖带与气囊

应在采购血压计时要求销售者提供与血压计主要使用者匹配的

大小合适的袖带。目前大部分电子血压计都配置了适用于大多数测量者的标准袖带和供上臂臂围较大者使用的人袖带。如果给儿童、青少年或其他上臂过细者测量血压,应注意选择小袖带。

记录所测量的血压数值

测量完成后,如果所使用血压计具有打印功能,可打印测量结果并保存。如血压计无打印功能,则应将测量结果完整地记录在笔记本上,以备需要时使用。记录内容应包括,测量血压者姓名、测量日期与时间,收缩压、舒张压与脉搏,如果血压计提供了平均压或脉搏压,也应记录。

学习血压计的使用方法

应在采购血压计时或采购之后,详细了解血压计的使用方法,需要时,还应到就诊的医疗机构寻求帮助,并对其测量结果进行临床验证。[1]

家庭血压测量的频率

家庭血压监测时,应每日早(起床后)、晚(上床睡觉前)各测量2~3次,间隔1分钟。初诊患者,治疗早期或虽经治疗但血压尚未达标或不稳定患者,应在就诊前连续测量5~7天;血压控制良好时,每周测量1天。

如何看血压值

目前我国采用正常血压(收缩压<120 mmHg和舒张压<80 mmHg)、正常高值(收缩压120~139 mmHg或舒张压80~89 mmHg)和高血压(收缩压≥140 mmHg或舒张压≥90 mmHg)进行血压水平分类。

---

[1]　中国医师协会高血压专业委员会.2012.家庭血压监测中国专家共识.中国临床医生,40(9)。

➤ 测量血压后怎么办

老年高血压患者该怎么进行体育健身呢？

> 张阿姨的老伴患有高血压，张阿姨经常嚷嚷要陪老伴多出去锻炼，那么他应该怎样进行体育健身锻炼呢？

高血压是最常见的心血管疾病，患病率高，危害性大，可引起冠心病、心肌梗死、心律失常、脑出血等，是破坏心、脑、肾等重要器官的"无形杀手"。国外有研究表明，有氧运动锻炼对高血压患者具有较明显的降压作用。高血压患者的运动应当以有氧训练为主，包括步行、慢跑、骑自行车、游泳和体操等。

◇ 散步：到户外空气新鲜的地方去散步，是防治高血压简单易行的运动方法，各种高血压患者均可采用。时间可选在温度适宜的下午、黄昏或临睡前进行，一般为15~50分钟，每天1~2次。速度可视身体状况而定。

◇ 慢跑：慢跑适用于轻症患者。高血压患者慢跑时，速度以120步/分钟为宜，最高心率可达120~136次/分钟。跑步时间以15~30分钟为宜，由少逐渐增多。但患有冠心病者不宜长跑，以免发生意外。

◇ 骑自行车：骑自行车能增加冠状动脉的血流，因此比步行更适合于高血压和冠心病患者。

◇ 太极拳：中国传统的太极拳可适用于各期高血压患者。太极拳的运动强度较小，心率低于110次/分钟，每次运动时间以30分钟以上为宜，可以每天进行。高血压患者打太极拳有三大好处：第一，太极拳动作柔和，全身肌肉放松，能使血管放松，促进血压下降；第二，打太极拳时用意念引导动作，思想集中，心境平和，有助于消除精神紧张因素对人体的刺激，发挥人体自我调节和自我控制的作用,有利于血压下降;第三,太极拳有助于改善高血压患者动作的平衡性和协调性。

◇ 其他运动:健身气功、放松练习、峨眉剑等运动也是高血压患者有效的运动治疗方式。

运动健身前的注意事项

老年人高血压常常导致中风、冠心病、心肌梗死及心力衰竭,在运动健身前,做好护理工作尤为重要。

◇ 正确测量血压:应在不同时间多次测量,测量部位固定于一侧肢体,通常选右上臂测量,以减少误差。剧烈运动后应将测量时间推至休息30分钟以后。吸烟、饮酒后暂不测量。测量血压时,测量的肢体和身体不能动。连接袖带的橡皮管不能弯曲。这些因素可明显影响血压数值。

◇ 心理护理:保持平静的心态,避免情绪激动及过度紧张、焦虑。老年人心理脆弱,易将高血压与中风、心肌梗死等紧紧联系在一起,心情易处于恶劣状态。因此针对患者的心理状态,家人要予以必要的解释和安慰,帮助其树立战胜疾病的信心。

◇ 改变生活方式:包括减肥,增加体力活动,保持一定量的钾、钙摄入以及低钠盐饮食,放松疗法,如散步、气功、太极拳、音乐疗法等。多食富含钾的食物,如蔬菜和水果。一定量的钾、钙摄入可降低老年人心血管系统对钠盐的敏感性,从而降低血压。钠盐的摄入应减至每日2.48 g以下。

◇ 用药护理:药物治疗是老年人高血压的主要治疗手段。老年人心血管调节功能减退,降压药物应尽可能口服,逐步降压,防止血压骤降而产生心、脑、肾的供血不足。如果血压控制不好,在劳累、激动等情况下,又可能出现高血压危象、高血压脑病等高血压急症,威胁患者生命。

患者应坚持长期用药,并了解药物的作用及不良反应,当出现不良反应时应及时报告医生,调整用药。在应用降压药物过程中,老年患者坐起、站起时,动作应尽量缓慢。

友情提示

✧ 高血压患者在选择运动疗法之前应做运动负荷试验,在运动负荷试验中出现严重心律失常、ST-T改变、心绞痛发作以及血压急骤升高者都应在禁忌之列。

✧ 每次运动时间不宜过长,40~60分钟为佳,每周运动频率为3~4次;运动前要有准备活动,运动结束后要做放松练习;进行运动锻炼要避免清晨和晚间,宜在9:00~11:00,或16:00~19:00之间进行。

✧ 在运动中防止伤害,安全第一。避免竞争性或使血压起伏较大的急停急起的运动,锻炼时要有意识地使全身肌肉放松,勿紧张用力,尽量不做憋气动作。在血压没有得到控制时或对锻炼还不适应时,注意不要做弯腰低头的动作,头的位置不要低于心脏水平,如心绞痛、中风等,因此要随时注意对机体的反应。

✧ 运动疗法不能代替药物治疗,但与药物治疗结合进行常能取得更佳的疗效,可逐步将药物剂量减少至能维持血压平稳的最低量。

低血压的老年人如何健身?

冯爷爷有两个好朋友,一个王爷爷,一个李奶奶。王爷爷是小区里有名的运动健将,是个长跑好手,曾经代表区里参加老年人运动会,还获过奖呢。李奶奶平时也爱锻炼,常在小区踢踢毽子,扭扭舞蹈,还是小区太极拳协会的负责人呢。这不,王爷爷要去长跑训练,李奶奶太极拳协会来拉人,冯爷爷在两人的热情邀请下。现在骑虎难下了。冯爷爷常年低血压,您觉得冯爷爷适合参加什么运动呢?冯爷爷适合剧烈运动吗?

很多的老年人常患有低血压,目前对低血压尚缺少特别有效的治疗手段,但是老年人可以通过锻炼来强健身体。那么患低血压的老年人该如何锻炼来强身健体呢?

老年人低血压虽然不能从事太剧烈的运动,但其实有很多的运动可以选择,如自我按摩和床上运动。自我按摩和一些身体练习有助于增强心血管系统的功能,改善大脑皮层的兴奋和抑制过程,有利于血压回升。

老年人还可根据自身的情况,循序渐进,逐步参加一些中低强度的体育项目,如散步、慢跑、踢毽子、练太极拳。

最重要的是要按时了解自己的血压情况,以便根据自己的情况安排适合自己的健身项目。如果血压较低,容易头晕疲劳,这时候比较适合自我按摩和床上运动等运动量很轻的健身活动;待到一定时间以后,血压升高了,人稍微精神了,就可以参加李奶奶的太极拳协会了;如果冯爷爷坚持合理地安排自己的健身训练的话,那他的血压很可能恢复到正常状态,那时候冯爷爷说不定还可以和王爷爷一起参加长跑比赛呢!

低血压的老年人在生活中应该注意什么?

针对引起老年人体位性低血压的常见原因,在日常生活中应注意采取下列预防措施。

◇ 少量多餐,不宜吃得过饱。餐后不要马上活动,可适当休息(30~60分钟)后再站起行走或干其他事。同时要多饮水,每日至少喝2~3升。老年人低血压还需要多吃一些富含蛋白质和维生素等具有一定造血功能的食物,在锻炼的同时合理进补。

◇ 洗热水浴时要事先准备好浴垫或小椅子,洗时坐在浴垫或椅子上,洗完后要适当躺一会儿再起立活动。

◇ 不宜久站,呈站立状态时要每隔几分钟活动一下。另外,弯腰后不可突然站起,应扶墙或借助其他物体逐渐起立。

◇ 运动锻炼可改善人体对血压的调节，持之以恒的运动有助于减少低血压发生，但应注意运动量不宜过大，也不可做体位变动过大的运动，以步行、慢跑、游泳等项目为宜，运动后应无气喘，心率不超过110次/分钟。

◇ 服药前要仔细阅读药品说明书，凡可引起头昏、头晕及低血压的药物应慎用，用药期间注意观察有无头晕、头痛、视力改变等症状。一旦有这些症状发生，应立即坐下或躺下，并测量血压，防止病情加重。

 一天两次体育锻炼

➤ 为什么要一天两次体育锻炼

老年人的身体条件

人一步入老年，身体各功能系统开始老化，虽然运动能延缓各功能器官的衰老，但本质上并不能阻止衰老。伴随着各功能系统的老化，人对各系统器官的要求就比较高。例如老年人的消化能力不好，需要比年轻人更注重饮食，最好能制订一个适合自己的科学合理的食谱。同样的，由于老年人运动系统肌肉萎缩，韧带弹性下降，关节活动不灵，老年人在运动时，就不适宜长时间和剧烈性的运动，以免过度疲劳，甚至受伤。把一天运动的量分两次来进行，是老年人身体条件所决定的。

体育健身的科学要求

我们在前面建议老年人健身锻炼时学会两种以上体育健身项目，多种锻炼方法搭配进行。一方面是考虑单一的体育项目并不能达到完满的健身效果，另一方面也是考虑到维持体育健身自身的趣味性。有些项目配搭在一起，如游泳＋抗阻训练。由于场地不同，运动同时展开的可能性不大,这就需要将这些健身项目错开。而且有些项目搭配在一起,时间上可能并不适合在一起进行,如慢跑和广场舞。有些运动则适合在室内,有些运动则适合在室外。将一天的运动分为两次,也是现实条件的安排。

> ➤ 如何将体育锻炼分两次进行

✧ 应该清楚体育锻炼的每个时间点,以及这个时间点适合哪些体育项目。

✧ 应该清楚每天的运动项目是什么,做好安排和计划。

明白了这两点,我们的体育锻炼就能合理安排了。

也可根据自己的锻炼情况和身体感受,切合实际地安排自己的体育锻炼。如此看来,记录一天的锻炼情况和身体感受是不是很重要呢?

 记录一天锻炼情况和身体感受

> ➤ 为什么要记录一天的锻炼情况和身体感受?

每一天都是新的一天

每一天锻炼情况、身体状况和运动心情都是不一样的,记录一天的锻炼情况和身体感受,不仅可以让我们更真实地感受生活、更真实地了解自己,而且还能不断发现每天遇见的新情况和新事物。

老年人的身体需要

老年人的身体状况和心理状况波动相对比较大,健身锻炼虽然是个有益身心健康的过程,但是也需要找到正确的健身方式,并且把握合适的度。在这个寻找的过程中,老年人如果能记录一天的锻炼情况和身体感受,并且持之以恒,不仅更能了解自己的身体状况,也能适时调整自己的心理状态。这样就能寻找到正确的健身方式,也会越来越热爱体育健身。

另外,有些老年人患有某些疾病,记录一天的锻炼情况和身体感受,可以更好地感知我们的身体状况,以便对疾病的发展做出准确的判断。

➤ 如何记录一天锻炼情况和身体感受

- ✧ 记锻炼日记,包括锻炼的内容和量、锻炼后的身心感受。
- ✧ 填每日心情表。用表格的形式记录每天运动的内容和量,以及心情,更直观明了,而且易于制作和处理,更简单省事。
- ✧ 录像或录音。用录像来记录每天的锻炼情况和身体感受,似乎不太现实,但偶尔遇上重大健身活动,捕捉自己的运动情影,留住生活中阳光运动的一刻,是很有意义的。录音设备比较简单,而且易于携带,重要的是能最真实地反映每天的运动声音。缺点是储存和提取不太方便。

每个人的个人状况不同,有些老年人热爱表达,喜欢记日记、写东西,偶尔还发发文章,表达健身锻炼的感受,这些老年人就比较适合记锻炼日记。

有些老年人更朴实,只希望了解自己每天的锻炼情况和心情,不想把太多的时间花费在这上面,那他们就可以填每日心情表,既省时又简便。

还有些老年人会选择录像或录音,因为这种方式似乎能更真实地反映每天的运动状态。

除此之外(记录一天锻炼情况和身体感受),一周、一个月,或者半年,最好能阶段性地总结期间锻炼情况和身体状况,发现自己在时间安排和项目安排上的问题,以便更真实地了解自己的运动状态和身体状况,更科学合理地为自己运动健身开下处方。

附4　一周锻炼情况表

我本周的有氧运动									
我的目标是这周共计做有氧运动　2　小时　30　分钟									
我做了什么	运动强度	我什么时候做的？做了多少？							
		周一	周二	周三	周四	周五	周六	周日	总计时间
走路	中等强度		30分	30分		30分		30分	2小时
骑快车	高强度						30分		30分
这是我本周总共有氧运动的时间									2小时30分

　互动学习

1. 选择题

（1）下面哪一项血压属于正常值（　　　）。

　　　A. 收缩压130、舒张压80

　　　B. 收缩压145、舒张压75

　　　C. 收缩压155、舒张压95

　　　D. 收缩压145、舒张压85

（2）家庭血压监测一般优先推荐选用的血压计是（　　　）。

　　　A. 手指式血压计

　　　B. 腕式血压计

　　　C. 上臂式全自动电子血压计

　　　D. 汞柱血压计

（3）低血压患者日常生活中应注意什么？（　　　）

A. 少量多餐,不宜吃得过饱

B. 多吃富含蛋白质和维生素的食物

C. 锻炼以步行、慢跑、游泳等项目为宜

D. 不宜久站

2. 判断题

（1）收缩压150、舒张压95属于正常值。 （　　）

（2）高血压是常见的心血管疾病,可引起心脏病、冠心病、脑出血等。 （　　）

（3）低血压患者因为血压太低,应该经常参加剧烈运动,以增加血压。 （　　）

3. 填空题

（1）高血压患者适合做的健身锻炼有（　　　　　　　　　　）。

（2）低血压患者主要的健身锻炼方式是（　　　）和（　　　）。

4. 写写:结束一天的体育健身锻炼,请自制卡片,记录这一天的锻炼情况和身体感受。

答案:

1. 选择题:（1）A;（2）C;（3）ABCD。

2. 判断题:（1）　;（2）√;（3）　。

3. 填空题:（1）慢跑、散步、骑自行车、打太极拳和气功等;

（2）自我按摩,床上运动。

4. 写写:把一天的心情记录下来,请动手写写吧!

 拓展学习

➢ 书目推荐

朱明德.2005.健康检查.上海:百家出版社.

傅东波,傅华.2008.高血压自我管理指南.上海:复旦大学出版社.

李应光等.2005.高血压预防治疗与保健.北京:中国农业科学技术出版社.

刘明军等.2003.高血压病自我按摩图解.长春:吉林科学技术出版社.

彭铭泉.2003.高血压病食疗食谱.长春:吉林科学技术出版社.

马文飞.1997.高血压与低血压.郑州:河南科学技术出版社.

黄传原、屠海文.2004.血压计及其检定.北京:中国计量出版社.

> **网站推荐**

寻医问药网:http://jib.xywy.com/il_sii_169.htm

上海瑞金医院官网:http://www.rjh.com.cn/

国际医疗信息网:http://www.chinaimia.cn/

中国高血压网:http://www.gaoxueya.com/

39健身频道:http://sports.39.net/

图书在版编目（CIP）数据

老年人体育健身"一二一"/上海市学习型社会建
设与终身教育促进委员会办公室. — 2版. — 北京：
科学出版社，2015.7
上海市老年教育普及教材
ISBN 978-7-03-044650-3

Ⅰ.①老⋯ Ⅱ.①上⋯ Ⅲ.①老年人—健身运动—教
材 Ⅳ.①R161.7
中国版本图书馆CIP数据核字（2015）第127996号

老年人体育健身"一二一"
上海市学习型社会建设与终身教育促进委员会办公室
责任编辑/潘志坚　朱　灵

科学出版社 出版
北京东黄城根北街16号　邮编：100717
www.sciencep.com
上海锦佳印刷有限公司

开本 787×1092　1/16　印张 5 1/4　字数 64 000
2015年7月第二版第二次印刷

ISBN 978-7-03-044650-3
定价：26.00元